メクルメクいのちの秘密

ピカピカの赤ちゃんが教えてくれた

岡野眞規代

Makiyo Okano

地《ぢ》湧《ゆう》社

はじめに

――「いのちの秘密」がわかると、人は幸せになれる

赤ちゃんが生まれると、みんなが笑顔になります。

産婦さんや家族の人たちの感激は、ひとしおでしょう。私たち助産婦も、神さまがやっているとしか思えない奇蹟のドラマに、いつも心揺さぶられ、勇気づけられます。

いのちが新しく生まれることほど、深い喜びはありません。

いのちは無償の愛のもとに、無限の可能性を秘めて誕生します。

そして、いのちを産みだすあなたにも宇宙のおおいなるパワーが宿っています。

私はいま、北海道で助産婦をめざす学生さんたちの教育をお手伝いしています。助産婦になったのが1975年のことですから、助産婦歴は今年で39年。現場に立ち会うことは少なくなりましたが、産科の実習の場で、おかあさんたちの集まりの会で、お産の真実と魅力を伝え続けています。

助産婦になる前は、「死」に興味がある看護学院の生徒でした。ところが実習で全科をまわるうちに、「病気」より「いのちの誕生」に惹かれていったのです。死も誕生も、あ る意味、ドラマチックないのちの発露です。いのちがどういうふうに動くのか、いのちとはそもそも何なのかを知りたいという思いが強かったのだと思います。

その「いのちの秘密」を、私は自然分娩の産院「吉村医院」で見せてもらいました。本能を発揮してお産にのぞむ妊婦さんと赤ちゃんの姿から、いのちがもつ無限の可能性に気づかされたのです。そして、「お産」は自分をリセットして生き直しさせてくれる最大のチャンスであり、無償の愛を手渡していく最高に素敵な体験であることも……。

いのちあるものには、いのちを輝かせるシステムが宇宙からプレゼントされています。ただ、その機能を発揮させる「本能」が、現代の不自然な暮らし方や価値観のかたよりのなかで曇らされ、眠らされてしまっています。じつに「もったいない」ことです。

自分をしばっているものを解き放ち、もっと自由になれば、「いのちの秘密」はダイナミックに息を吹き返します。ひとつとして同じものはない、あなただけの可能性が、どんどん目覚めてきます。

「お産」を体験できる人もそうでない人も、可能性を開くカギは、「いのちの生かし方」しだいです。よけいなものを手放し、いまこの瞬間を無我夢中で楽しむこと。いのちはめぐっているので、仕切り直しもいつでもできます。

そのヒントが、すべての人の原点である「お産」を見つめ直すことのなかにあります。ひとりでも多くの方にお産に秘められた真実を知ってもらい、いのちを輝かせて自分の人生を味わい尽くし、燃やしきってもらえたらと願います。

おおいなる宇宙からもらった「いのち」をもっと生きて生かして、ワクワク楽しみましょう！

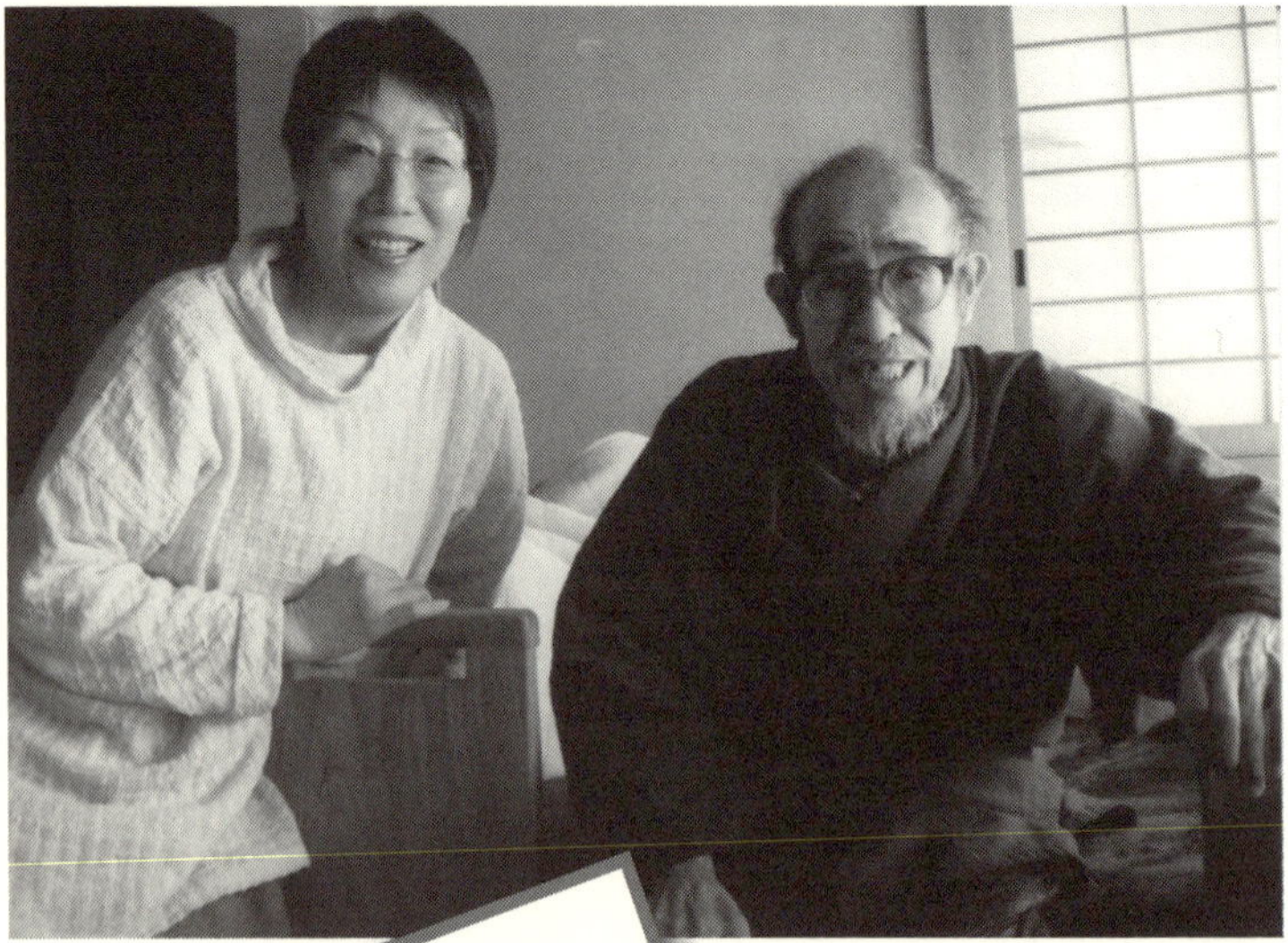

「わしゃ、アンタの顔を見ると元気がでる」と笑う吉村正先生と著者。
(2013 年 12 月 25 日、吉村先生の自宅にて)

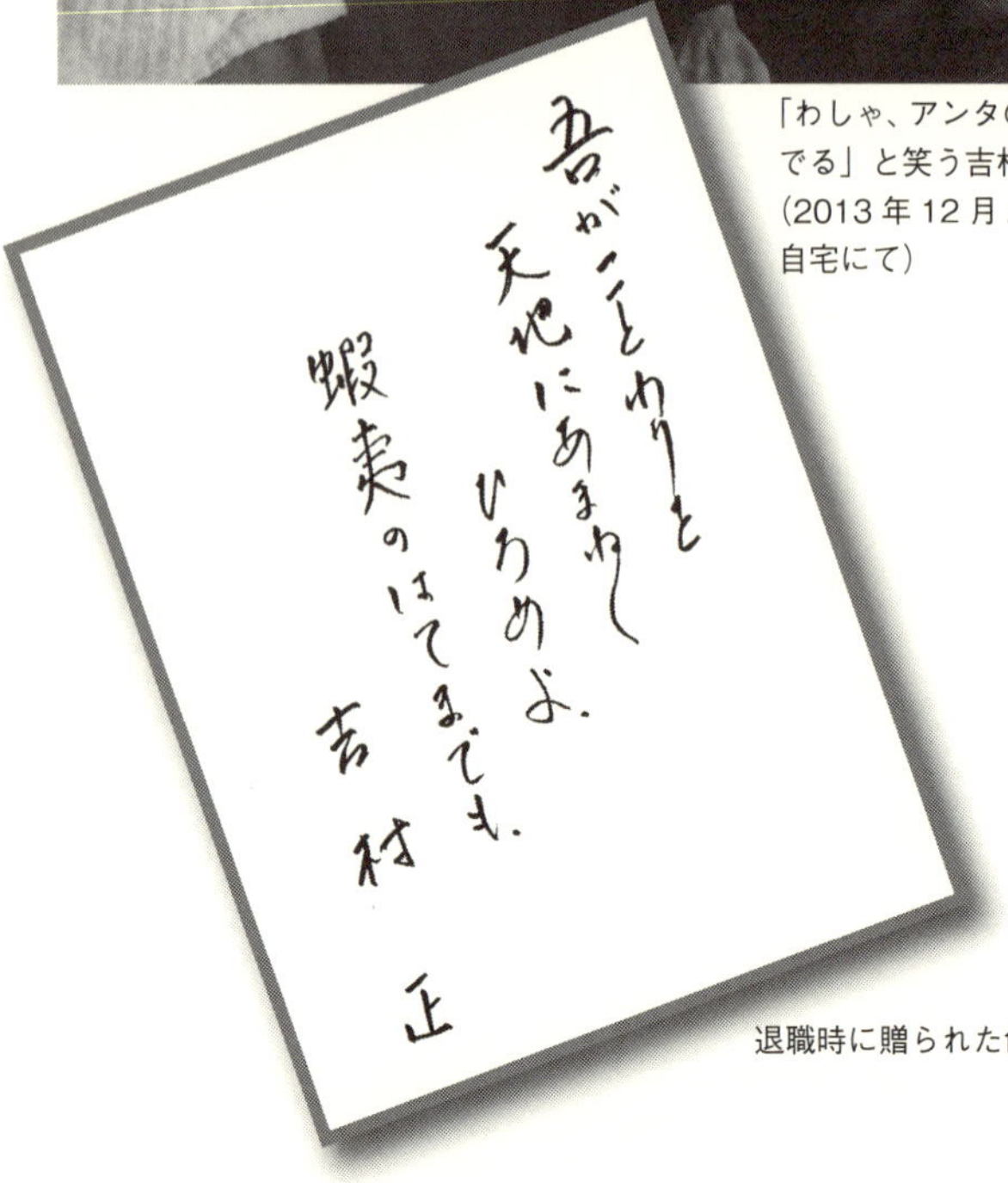

退職時に贈られた色紙より。

目次

はじめに　「いのちの秘密」がわかると、人は幸せになれる……1

第1章　「楽で便利なものが人をダメにした」
―「吉村医院」の押しかけ婦長になるまで―

ベルトコンベアーの現代お産事情……14
「産む」の？　「産ませてもらう」の？
お産は病気じゃないのに…
「ピカピカのもとの生活がいかん！」……19
人は動く生き物
いきすぎは、逆につまらない

起こることにはすべて意味がある……24
あべこべだった、お産の真実

不自然なことがイヤだった……27
マニュアルはだれのため？
一歩ずつ、トライアル

リラックスできる環境づくり
ついに押しかけ婦長に
こっちのお産のほうが、ずっと幸せ！……36
いのちの輝きが違う

第2章「ごろごろ、ぱくぱく、びくびくしない」
―お産には人生が映しだされる―

神さまがくれたすばらしいメカニズム……42
お産は宇宙がやっている
なぜ、お産がむずかしくなったのか……44
長引くお産も「自然」のうち
医療が異常を引き起こすパラドクス
運動、食、精神の三本柱……49
お産の基本は、体力と気力
ごろごろしない（運動）
ぱくぱくしない（食）
びくびくしない（精神）
本能を発揮しよう！……55
いのちは心地よいと活性化する

お産を快感にするホルモンの神秘
古い脳にはおおいなる力が宿る
「お産は生活であり哲学だ」……………62
いのちをかけて産む、という意味

第3章 赤ちゃんが教えてくれた「神仕組み」
―いのちは呼応する―

生まれるという大冒険……………68
お産は赤ちゃんにとっても一大事
赤ちゃんは本能で感知する
自然のなりゆきにまかせる
おっぱいの不思議……………74
もう一度、おかあさんと同化
二人三脚のおっぱい
ふたりで向きあって学ぶ
サインを読み取る……………81
赤ちゃんを無気力にしないで
サインでコミュニケーション
赤ちゃんは愛情に敏感

「いのち」は愛おしい存在……………89
赤ちゃんの学習能力はすごい
いのちが続くことの奇蹟
いのちをいのちとして尊重する

第4章　自分を解き放つ快感
―お産はまっさらな自己に還る最高のチャンス―

もっと自由に、もっと自分で……………98
お産で「生まれ直し」
私も解き放たれる
「あなたはどうしたい？」……………102
自分で考えてもらう
人の声に惑わされない
競争社会の生きにくさ
こだわりを手放す……………107
自分の〝詰まり〟を抜く
陣痛の波でリセット……………111
お産はビッグチャンス！
宇宙のゆらぎで癒される

100パーセントの受容……115
ありのままを受け入れる
私のために泣いてくれた…
お産でみんなが幸せになれる……119
無償の愛が流れる
助産婦は愛のかけはし役
すばらしいのは「自然に生きる」ということ

第5章　いのちを幸せに輝かせるヒント
――魂に正直に、魂を成長させよう――

いのちのボタンをかけ違えない……126
お産を理解しよう
優先すべきものは何？
「いま」を生きよう！……130
「いま」が「未来」をつくる
自分で制限をつけない
まず、自分が変わること……134
相手は自分の写し鏡

よりそい、見守る……136
ひとりぼっちはさみしい
愛はバトンタッチされる

味わわないと「もったいない！」……140
いのちの変化を体験する醍醐味
完全燃焼させて生きる

融合と調和の時代へ……144
違うものが融合すると可能性が広がる
宇宙はバランスで成り立っている
自分から愛そう！

おわりに　愛と感謝の連鎖ができる人に……151

第1章

「楽で便利なものが人をダメにした」

――「吉村医院」の押しかけ婦長になるまで――

みなさんは、愛知県の岡崎市にある「吉村医院」をご存じでしょうか。１970年代から自然なお産に取り組んできた、日本における自然分娩のパイオニア、吉村正院長が開いた産院です。私はそこで、47歳のときから5年間、婦長としてお産を見させてもらいました。

日本のお産事情は、ここ半世紀で大きく様変わりしています。お産が「自然な営み」から「病気」扱いになったからです。どんどん医療介入がおこなわれるようになった70年代に、私は公立病院の助産婦としてスタートをきりました。

最先端のお産の現場で、薬もあたりまえのように使ってバリバリ働いていた私が、なぜ自然分娩に魅せられていったのか——。いのちに携わるものとして、ごくごくふつうの疑問を持ち続けたからです。そしてその感性の扉をさらに開いてくれたのが、現代文明の落とし穴を指摘する吉村先生でした。第１章では、その顛末《てんまつ》をお話しししていきます。

あなたも、私も、この世に存在する人はすべて、おかあさんから生まれています。お産は１００パーセント「自分ごと」です。お産の背景を知ることは、あなたのルーツ、人間の本質をたどる旅でもあります。

ベルトコンベアーの現代お産事情

「産む」の？　「産ませてもらう」の？

人は、何千年も何万年も昔から赤ちゃんを産み、育ててきました。「お産」は、いのちを過去から未来につなげる「自然の営み」なのです。

ところが、現代のお産はというと、自然からどんどん遠ざかる傾向にあります。医療があたりまえのように介入し、オシモをハサミで切ったり（会陰切開）、吸引器で赤ちゃんの頭を引っ張ったり、薬を使って陣痛をうながしたり……。帝王切開も、いまや5人にひとりとめずらしくありません。

お産はおかあさんが「自分の力で産む」自然の営みではなく、マニュアルにそって「お医者さんに産ませてもらう」管理医療になってしまったのです。

「自分は男性だからよくわからない」「子どもがいないから興味がない」という人も、ちょっと胸に手を当ててみてください。

みんな、おかあさんから生まれていますよね。

お産は、すべての人の原点であり、出発点です。

あなたを産んでくれたおかあさんがどんなお産を体験してきたのか。あなたはどんなふうにして生まれてきたのか。誕生までのプロセスを、助産婦になった私の経験からたどってみましょう。


陣痛が始まると、産婦さんは出産予定の病院に向かいます。陣痛の間隔が短くなってきたら通されるのが「陣痛室」です。子宮口が十分に開くまで、そこで待機するのです。初産の場合なら10センチくらいに開いてきた段階で、「そろそろ生まれますから、移りましょうね」と声をかけられ、「分娩室」へ。無影灯で煌々《こうこう》と照らされた分娩台にのぼり、あお向けになったところにドクターがやってきて、「じゃあ、切りますよ」と会陰切開をされます。そのあと、「さあ、いきんで」とうながされ、赤ちゃんを産みだすのです。

一方の赤ちゃんはというと、生まれてすぐ口の中に管を入れられて羊水を吸いだされ、へその緒を切られ、それから「処置室」に連れていかれてお風呂に入れられ体重をはかられ、異常がないかどうかもチェックされます。

産婦さんはまだ後産が残っていますので、赤ちゃんがいないあいだに胎盤を出します。

それがすんだら、切開した傷の縫合です。縫い終わったころに赤ちゃんが処置室から戻ってきて、「おかあさん、赤ちゃんですよ～」と赤ちゃんの顔を見せてもらったり、ちょこっと抱っこさせてもらいます。

でも、それも束の間。赤ちゃんは今度は「新生児室」に移され、産婦さんのほうも「回復室でようすをみましょう」といわれて、またまた移動です。そして、出血などの異変がないかどうか2時間ほど経過をみて、何事も起こらなければ「病室でやすんでください」となります。あとは、だいたい3時間おきに「授乳室」に出向き、赤ちゃんにおっぱいをあげてもらいます。

陣痛室→分娩室→回復室→病室→授乳室→病室→授乳室……と、産婦さんは、病院の都合やシステムに合わせてつねに移動しなくてはならないのです。

お産の介助も危険回避を第一に、マニュアルにのっとってすすめられます。

たとえば、会陰切開。裂けると縫いにくいこともあり、ならば事前に会陰を切ってしまおうという予防的手段になってしまっています。教科書どおりにすすまないお産はいうまでもなく「異常」「危険」とみなされ、すぐに処置がほどこされます。微弱陣痛になれば陣痛促進剤が打たれますし、子宮口が全開しているのに生まれない場合や赤ちゃんの心音が乱れてきたときは、吸引分娩や帝王切開になるといったぐあいです。

妊娠中にも、異常早期発見のためのマニュアルがあります。いくつか例をあげましょう。

初産婦さんの場合、臨月を迎えるころに骨盤のレントゲン写真をとられます。赤ちゃんの頭がおかあさんの骨盤をくぐり抜けられるかどうかを調べるためです。頭のほうが大きかった場合は「児頭骨盤不均衡《じとうこつばん》」という診断名をつけられ、帝王切開の日取りが決められます。

また、逆子《さかご》にも診断名があって「骨盤位《こつばんい》」と呼ばれます。初産婦の「高齢出産」ともども、難産になりやすいという理由で、自然分娩に難色を示す病院がほとんどです。

おなかが張ると「切迫早産」のおそれがあるからと子宮筋弛緩剤を飲まされ、それでも張りがおさまらない場合は何か月も入院して点滴開始。からだを動かさないので身体機能がおとろえ、結局、陣痛誘発剤を打ったり帝王切開になったりするケースが少なくありません。また、ほかに何の異常がなくても予定日を1週間過ぎただけで、「ぼつぼつ、陣痛誘発剤で促進していきましょうね」といわれるのも常です。

リスク軽減が最優先。からだの変化にはすぐに「診断名」がつけられ、それを「管理」「対処」していくというのが、病院の基本姿勢なのです。

お産は病気じゃないのに…

「おかあさんになるって、生まれるって、こんなに大変なことだったんだ」と、ため息が聞こえてきそうです。たしかに、お産はある意味危険と隣合わせですから、医療があることで助かるケースもあります。

でも、よけいなもの、あるいは失ったものもあるのではないでしょうか。

若い人たちは知らないかもしれませんが、ほんの半世紀前、１９５０年代の前半までは自宅出産をする人のほうが主流でした。産婦さんによりそい、からだの声を聞き、赤ちゃんを取りあげるのはお産婆さんです。手術台のような分娩台もなければ、むりやり子宮を収縮させる陣痛誘発剤もなく、会陰切開もありません。なれ親しんだ自宅で自分が楽な姿勢で、お産婆さんや家族に励まされながら、自然の波にまかせてお産をしていたのです。産んですぐ部屋を転々とする必要もなく、愛《いと》おしいわが子をずっと見守っていられた――。

突然、別世界にやってきた赤ちゃんのほうも、それまで一心同体だったおかあさんのそばにいられるし、欲しいときにいつでもおっぱいをもらえるので安心です。赤ちゃんの気持ちは3章でお話ししますので、自分はどうだったのかをぜひ想像してみてください。

ここでお伝えしたいのは、戦後わずか20年30年のあいだに、お産の環境がガラリと変わってしまったということです。ベルトコンベアーに乗せられたかのように、機械的に管理される妊婦さんや産婦さん。新生児室に分離され、24時間つけっぱなしの蛍光灯のもと監視される赤ちゃん。それが、私が病院に勤務していたときの産科の光景です。

気持ちは「自然に産みたい」と願っている人が多いにもかかわらず、どうしてお産のスタイルは逆行してしまったのでしょうか。

「ピカピカのもとの生活がいかん！」

人は動く生き物

その答えをシンプルに明快に示してくれたのが「吉村医院」の院長、吉村正先生でした。最初の出会いは、1993年の夏。恩師が、「自然分娩で有名な吉村先生の講演会がありますよ。行きませんか？」と声をかけてくれたのです。

「吉村先生って？」

助産婦になってから19年たっていましたが、吉村先生の名前は知りませんでした。そのころの私はまだ、安全なお産のためには医療介入も必要と信じていましたので、自然分娩の分野にはうとかったのです。ただ、不自然なことは減らしたい、人間的にあたたかいお産に変えていこうと模索しはじめていた時期ではありました（これについてはのちほど、詳しくお話しします）。何かヒントになることがあるかもと、軽い気持ちで会場のホテルに足を運んだところ……。

藍染の作務衣《さむえ》を着て、たったいま山から下りてきたような雰囲気の60歳くらいの男性が壇上にあらわれました。

そして開口一番、大声で、

「このピカピカの建物と、このピカピカの電気がいかん！」

えっ、この先生、何をいってるの？

「みなさんは、世の中、便利になっていくのがいいと思っておるのかね。このシャンデリアはきれいかもしれんが、これでいいのかね？」

うーん。たしかにシャンデリアってゴチャゴチャしているなあ。私はもっと、シンプルなほうが好きかも……。

「〝楽で便利〟になったことで、いまの人間はからだをまったく動かさなくなってきてしまった。それで人間の機能が退化しておる。だから、自然なお産ができなくなったんだ」

先生の講演は、きらびやかな会場の否定から始まり、現代社会や近代文明のいきすぎを徹底的に批判することで終わりました。

「うちの妊婦さんたちには、とにかくからだを動かしてもらっとる。薪割りしたりその薪を運んだりといった、昔ながらの古典的労働です。で、1日2、3時間は歩かんとね。畑仕事や山登りなんかもいい。それでお産がスムーズにいく。赤ちゃんも、みんな自然にツルツルに生まれてくる」

「人は動く生き物、動物だ。頭ばっかりで動かんかったら、からだも精神もダメになる。お産というのは文化であり、生活そのものでありますぞ」

ストン、と腑に落ちるものがありました。一般の病院では、下腹部に力がかかるような動きはしてはいけない、無理はしてはいけない、こういうときは安静にしていなくてはいけないと、動くことを禁じる指導ばかり。でも、妊娠はたしかに「病気」ではありません。

「昔の妊婦は朝から晩までバンバンにからだを動かしておったのに、いまは違う」

「楽で便利なものが人間をダメにした」

「この、ピカピカのもとの生活がいかん」

何度もそう力説する先生の声を聞きながら、私はふっと、自分の子ども時代を思い起こしていました。

いきすぎは、逆につまらない

先生のいう「昔」の名残を、私はかろうじて体験している世代です。4、5日に1回はねじを巻かなくてはならない柱時計のボンボンという音を聞きながら、かまどの火をおこしたり、お風呂屋さんに通ったりするのがあたりまえの環境で育ちました。

よく、母の後ろをついて八百屋や魚屋にも買い物にいったなあ。台所で一緒に、コロッケをまるめたり魚を焼いたり、かまどで炊くご飯もおいしかった……。

特別なことは何もないのですけれど、母がいつもそばにいて、三度三度ご飯をつくってくれた。必要なものも、みんな手づくりしてくれた。そのことが、おとなになってからも心のよりどころになっている気がするのです。

いまは、お金さえあれば、おしゃれな洋服もおいしい食べ物も何でもかんたんに手に入る時代です。私が仕事を始めたのは70年代ですが、すでにデパートにはものがあふれかえっていました。

何かがいきすぎている。しかもそれは、年々エスカレートしている――。

不便でも手を使って工夫する生活のなかには、人間らしいあたたかさや喜びがありました。世の中の仕組みもシンプルで、人々は助けあいながら一日一日を生きていました。

そんな「昔の生活」を知っている私には、「便利になりすぎたことで人間がダメになった」という吉村先生の話に、素直にうなずけるものがあったのです。

ただひとつだけ、引っかかった言葉がありました。「死ぬものは死ぬ」です。病院でいのちと向きあってきた私には、死ぬものを助けるのが医療なのに、あっさりそういってのける先生の真意が理解できませんでした。

「みんな、ウチに見学にきなさい。百聞は一見にしかず、ですぞ」

「死ぬものは死ぬ」か……。でも、みんなツルツルに生まれるともいってるしなあ。いったいこの産院のお産って、どんなものなんだろう？

反発もありましたが、好奇心のほうがずっと勝りました。講演が終わったあと先生に駆けより、「ほんとうに行っていいんですか」と念を押していました。

起こることにはすべて意味がある

あべこべだった、お産の真実

それからというものの、吉村医院のお産のことが片時も頭から離れません。休日もないほど多忙な時間をやりくりし、やっと岡崎まで足を延ばしたのですが、あいにくその日はお産がありませんでした。次に訪ねたときも、お産は空振り。たまたま開催されていた、吉村医院恒例の妊婦ピクニックに同行させてもらいました。

妊婦さんたちのくったくのない笑顔に、「からだを動かすのってストレス解消にもいいんだなあ」とか、和室の分娩室に案内してもらって、「こういう家庭的な雰囲気だとリラックスして産めそう」とか、参考になったことはたくさんありました。だけれども、私がいちばん見たいのはお産です。

1泊すればお産にあたる確率も大きいだろうと、その次は泊りがけでいくことにしました。お産は……、またありませんでした。

代わりにその夜、吉村医院内に移築された「古屋」で、じっくり話を聞くことができました。三百年はたつという、江戸時代の茅葺《かやぶ》きの家です。照明は、薄暗い電球がひとつとローソクの灯かりだけ。囲炉裏を囲み、事務長さんの手づくりの食事をいただきながら、「なんだか懐かしいような、ホッとする空間ですね。先生はこういうのがお好きなんですか?」とたずねる私に、吉村先生はうなずきました。

「お産は昼夜関係ないから、わしはどこにも遊びにいかれん。悪い仲間と酒でも飲める場所をと思って、ここをつくったんだよ。ところが、酒の席なのにでてくるのはお産の話ばっかり。お産がどんどんむずかしくなってきているのはなぜか。この古屋みたいに昔のような生活環境にないから、妊婦さんの動きが足らんようになったせいでは、となってな」

それで、割った薪を運んだり床をぞうきんがけしたり、かまどでご飯を炊いたりする

〝古典的労働〟の場に、古屋を開放したのだといいます。

「妊婦のからだも不自然になったが、いまの産科医もみんな目が節穴だ。お産は自然がやっとる。なのに、すぐ医療介入して、逆にお産をダメにしておる。微弱陣痛なんかも、ちゃあんと意味があってそうなっとるのを、あんたは知っとるかね？」

「……」

「微弱にして、時間をかせぐ必要があるんだよ……」

たとえば、赤ちゃんの頭のサイズとおかあさんの骨盤の大きさが合わないような場合、赤ちゃんとしてはちょっと困る。自分が安全にすんなり生まれるためには、頭骨を重ねあわせてできるだけ頭を小さくしないといけないし、母体側にも、もっと骨盤をゆるめたり産道を熟してもらわなくてはいけない——。

先生がこと細かに説明したわけではありませんが、私には言葉の断片から、先生のいわんとしていることがすぐに理解できました。

じゃあ、微弱陣痛って、お産を安全にしようとする「正常」なメカニズムだったの？　医学では、お産が長引くのは「異常」「危険」とみなされ、「陣痛促進剤」が使われるのがあたりまえなのに。

「そんなときに薬で陣痛を強めたら、どうなると思うかね？　母子ともに、強いストレスにさらされる。からだの準備もうまくいかん。だから吸引分娩になったり、仮死状態で生まれたり、帝王切開するしかなくなったりするんだ」

衝撃でした。

よかれと思って薬を使ういまの医療が、逆に帝王切開にしてしまっている？　何もしないほうが、いのちには安全？　学校や病院で教わってきたことは、いったい何？

囲炉裏の火を見つめながら、先生はひとりごとのようにつぶやきました。

「自然界というのは、じつにうまくできておる……」

不自然なことがイヤだった

マニュアルはだれのため？

人は、何か変だなあと感じることがあれば、それを解決したい生き物です。吉村先生の話を聞いてようやく、薬を使ったり医療介入することに疑問を持ちはじめた私ですが、患者さんの立場を思いやれない医療体制には、昔から違和感を覚えていました。

助産婦として働きはじめたのは１９７５年、大阪の市立病院が勤務先でした。人事異動で市の看護学院や助産婦学院の教員もしましたが、基本的には教えることより現場にいるほうが好きでした。新しいいのちが生まれてくることや、おかあさんが母乳をあげながら赤ちゃんにほほえみかけているのを見るのが楽しかったのです。

でも、ジレンマもありました。

市の病院はどこもみんな大きく、すべてマニュアルどおりに動くシステムが確立されていました。

たとえば、熱をだした妊婦さんが入院するために来院したときも、マニュアルでは問診が先なのです。私としては、まずあったかくして少しやすんでもらってから問診にうつりたいのですが、担当したスタッフはマニュアルのまま。熱っぽくつらそうな妊婦さんを遠目に、申し訳ない思いでいっぱいでした。

おかあさんの母乳の出が悪いと、すぐにミルクやブドウ糖を与えてしまうマニュアルも疑問でした。「ミルクは赤ちゃんの腸の環境を悪くする」という山内《やまのうち》逸郎《いつろう》先生[*1]の話を聞いていたこともあり、なるべく母乳を出してもらう努力や環境づくりが先決ではないか、と思っていたのです。母乳は、赤ちゃんの欲求に何度も何度もこたえていくことで、少しずつ出るようになっていくもの。赤ちゃんが欲しがるときに、いつでもおっぱいをあげられることが肝心です。

ところが病院は母子同室ではなく、授乳時間も決められていました。これでは出るおっぱいも出なくなるし、出たとしてもその時間には寝ている赤ちゃんもいるし、むりやり起こして飲ませるおかあさんのほうもぐったりです。

もっと、おかあさん一人ひとりと向きあいたい。

助産婦対患者ではなく、ひとりの人間対人間として相手をもてなしたい。

どんなにそう思っていても、いつも新生児室に20人以上もの赤ちゃんがいる大病院では、それが不可能でした。仮に自分の判断で改善できることがあったとしても、昼夜交代の勤務ですから、引き継いだ人が同じようにしてくれるわけもありません。そんな現実がたまらなく息苦しくなっていたときに、かつて一緒に働いていた医師から、「ウチで婦長をやってもらえませんか」と声がかかったのです。

民間の婦長なら、ある程度自分の方針で物事が決められる。病院のためのマニュアルではなく、妊婦さんを優先できるやり方に変えていけるかも……。

組織というのはトップに立たないと何も動かせないことを痛感していましたので、すぐに心は決まりました。周囲からは、「14年も務めた公務員を辞めるなんてもったいない」とか、「市立病院で婦長になるのを待ってもいいのに」などとひきとめられましたが、たとえ婦長になれたとしても、公務員としての婦長では、自由にできることが少ないのはわかっていました。

お金や地位には関心がなく、それまでも好奇心のおもむくまま、興味のあることを追究してきた私です。これを機に、不自然なシステムをとっぱらおう、枠の中ではできなかったことも試してみようと、退職の日が待ち遠しくてしかたありませんでした。

一歩ずつ、トライアル

1989年の平成元年、いよいよ個人病院に移りました。

少し前に「日本助産学会」で聞いたある話が、ずっと気になっていました。会陰切開についてです。助産院では基本的に会陰切開はしていないこと。しなくても、赤ちゃんは自然に生まれてくること。そんな内容だったと思います。

考えてみたら、切るのってたしかに不自然。

助産院で切らなくてもいいのなら、ここでもできるんじゃないかしら。

お産をできるだけ待ってみよう、と決めました。そして、注意深く産婦さんの状態を見守っていたところ——。時間の経過とともに、会陰がどんどん薄くなってきたのです。

それまでは、会陰が伸びる前にドクターを呼ぶから、分厚い状態で切ってしまっていたこと。最終的には切らないと生まれないにしても、薄くなってから切ると、傷の大きさや痛みがまるで違ってくることに気づかされました。

病院というのはつねに医師が主体ですから、医師が効率よく的確に動けるよう、看護婦も助産婦も心くばりをしなくてはなりません。ドクターを呼ぶ前に赤ちゃんが生まれてしまうと、それこそ「判断が悪い」としかられてしまいます。みんな、それをおそれて早め早めに呼んでしまう傾向があるのです。

「待てるだけ待とう」という私に、「えっ？　待っていいんですか？」とびっくりしていたスタッフたちも、明白な変化と違いを前にショックを受けたようでした。ドクターも次第に意識が変わり、協力的な態度をとってくれるようになりました。

チームのなかに、「助産」はたんなる医師のアシストではなく、ひじょうに意味のある仕事だという自覚や認識が生まれたのだと思います。これが、のちに医師主導から助産婦主導へ、お産のシステムを変えていけるきっかけになりました。

リラックスできる環境づくり

そうこうしているうちに、もうひとつ、試してみたいことがでてきました。産婦さんが安心してお産にのぞめる環境づくりです。

水中出産などのフリースタイル出産を提唱し、産科学の世界にセンセーショナルを巻き起こしていたミシェル・オダン氏[*2]の来日講演を聴いたのがきっかけでした。

「部屋は薄暗く」し、「産む姿勢はフリースタイル」にしたほうが、産婦さんがリラックスしてお産が自然にすすむこと。「薬はない」ほうが安産になること。きちんとデータを示しながらの説明に、そういうこともあるんだなあと思いました。そして、お産のときにどんな介助をしてもらうか、どんな助産婦にあたるかで、その人や赤ちゃんの人生に影響がでるという話にも強く惹かれました。

薬はまだまだ必要と信じ込んでいましたが、リラックスできる環境づくりはたしかにいいかも……。

すぐさま、分娩室の照明を間接照明になるよう工夫しました。産むスタイルも分娩台はなくせないものの、産む直前までは自由に楽な姿勢でいてもらう方針に変えてみたところ、産婦さんたちの表情が確実にやわらいできました。

赤ちゃんにもある変化が起きていました。照明を落としたなかで生まれると、どの子も目をうっすら開けるのです。へその緒を切る前にすぐに産婦さんに抱いてもらうと、泣きやむのもわかりました。

おっぱいも欲しがったらあげることを試みてみたら、授乳がスムーズになり、おかあさんも楽だし赤ちゃんも満足できるし、スタッフの手間も減りました。小さな病院だからできたトライアルですが、自然のタイミングに合わせて物事をすすめると、逆に効率があがることが実感できたのです。

そうなると、もっとその先をみたいと願うのが人間です。マニュアルフリーに、より理解を示してくれる病院がみつかり、意気投合していたドクターや助産婦たちも、一緒に移ることになりました。

産む人の側に立ったお産のシステムを、どうしても構築してみたかったのです。

ついに押しかけ婦長に

吉村先生と出会い、吉村医院に通いはじめたのは、まさにそういう試行錯誤を重ねていた時期でした。

5、6年のあいだに10数回は通ったでしょうか。けっしてお産が少ないわけではないのに、一度もお産を見る機会には恵まれませんでした。でも、物は考えようです。お産こそ見られなかったけれど、お産がないということは先生に時間があるということ。勤務先のドクターにも何度か同行してもらい、吉村先生が何十年もかけて確信するに至った「お産の真実」や知恵をいろいろ聞かせてもらうことができました。

ドクターも私も、好奇心は人一倍旺盛です。吉村先生のいっていることは、はたしてほんとうなのかどうか。その答えは、自分たちで一つひとつ感じ取るしかありません。さっそく妊婦ピクニックを取り入れたり、お産で何かあってもすぐに「異常」と決めつけず、注意しながら観察したり見守ることをしてみました。

そうしたら、さらにお産が変わってきたという手ごたえがあったのです。妊娠中にからだをよく動かした人ほどお産が自然にすすみやすいこと、待つことで薬を使わずにすむケースがあることもわかりました。産婦さんだけでなく、生まれた赤ちゃんの表情も、前と比べてイキイキして見えます。

ただし、帝王切開や吸引分娩になるお産がなくなったわけではありませんでした。途中までは順調そうにみえても、最後の最後がなかなかうまくいかないのです。吉村先生に聞いたとおりに、吉村医院のお産と同じようなやり方をしているはずなのに、何かが決定的に違うとしか思えません。

やっぱり、吉村医院のお産を体験しないことにはその〝何か〟は見えてこない。それには、吉村医院で働くしかない。

思い込んだら即、行動に移すのが私の性格です。岡崎に飛んでいき、「先生、1年でいいのでここに勤めさせてください」と頼んでいました。先生のほうも、私の熱意に感じるところがあったのでしょう。「来年、敷地内に建てている『お産の家』が完成したら、あんたはそこの婦長でやりなさい」といってくれたのです。

こっちのお産のほうが、ずっと幸せ！

いのちの輝きが違う

99年の夏。やっと念願のお産に立ち会える日がやってきました。

「お産の家」の第一号は初産婦さんで、陣痛がくる前に破水していました。ふつうなら、陣痛前の破水には「前期破水」という診断名がつけられ、感染していないかどうかを血液検査で調べたのち、感染していなくても念のため抗生物質を飲んでもらうというのが一般的なマニュアルです。が、先生はまったく動じませんでした。

みんなで自然にお産のときを待ちました。

1日たっても2日たっても、強い陣痛はきません。妊婦さんのほうも、心が安定しているせいでしょう。夜はだんなさんと一緒に花火をしたりして、笑顔でゆったり過ごしていました。そんなふうに、ごくごくふつうに生活してもらった3日目に自然に陣痛がつき、「お産の家」にあるお風呂で希望どおりの水中出産になったのです。

赤ちゃんが、ツルンと勢いよく飛びだしてきました。会陰切開をしていないので、とってもきれいな赤ちゃんでした。驚いたことに、胎脂もほとんどついていません。

「赤ちゃんって、ピカピカの光の玉だったんだ！」

それまで病院で何千人もの赤ちゃんを取りあげてきましたが、こんなに〝いのち〟を感じた赤ちゃんはいませんでした。すぐ胸に抱いてもらったところ、目をパッチリ開けて、まばたきもせずおかあさんを見つめています。

おかあさんのほうも、「生まれてきてくれてありがとう〜」と、感極まってわが子を抱きしめていて――。

私が知っていたお産とはまるで違う、神聖な光景が目の前にありました。

喜びこそすれ、「やれやれ、やっと生まれてくれた」「痛くてつらかった」という表情を浮かべるのが病院の産婦さんなら、吉村の産婦さんは、完全に忘我の世界に入って菩薩《ぼさつ》のような柔和な笑みをたたえている。赤ちゃんも、病院出産の子はまぶたを閉じて泣き続けているのに、こちらでは覚醒した瞳でおかあさんとアイコンタクトをとっている。

この違いはいったい、何なんだろう。どこからくるんだろう。

わけがわからないなりにも、明らかにこっちのお産のほうが幸せだと確信しました。病院にはなかった神の存在、おおいなる宇宙の力を初めて感じた瞬間でした。

---

*1　山内逸郎（1923〜93）元・国立岡山病院名誉院長。母乳育児運動に情熱を注ぎ、1991年、世界保健機構から同病院が「赤ちゃんにやさしい病院」一号に認定される。著書に『母乳は愛のメッセージ』（山陽健康ブックス）等。

*2　ミシェル・オダン（1930〜）フランスの産婦人科医。自然分娩の世界的先駆者。70年代後半、分娩台を置かない分娩室をつくり、立ったりしゃがんだり横を向いたりといった、自由な姿勢で本能的に産むフリースタイル出産を提唱。著書に『バース・リボーン――よみがえる出産』（現代書館）等。

第2章

「ごろごろ、ぱくぱく、びくびくしない」

――お産には人生が映しだされる――

第2章は、日々の暮らしぶりや心のありようがそのままあらわれる「お産の真実」についてです。

「考える脳」ばかり使っていて、動物としての本能を失いつつあるのが現代の私たちです。そうなると、本来、心地よい方向に向かおうとするいのちのメカニズムがうまくはたらいてくれません。逆にいえば、「古い脳」を刺激して生存本能をよみがえらせれば、おおいなる宇宙のパワーが味方してくれて、お産はこのうえなくすばらしい体験になりうるのです。

そのときのキーワードが、吉村先生の名言「ごろごろ、ぱくぱく、びくびくしない」です。「考える脳」にではなく「感じる脳」に響かせるドンピシャリの表現だなあと、感心してしまいます。

吉村先生の「お産哲学」のもと、いのちの仕組みを応援し、性ホルモンの絶妙なサポートを受けながらすすむお産が、おかあさんと赤ちゃんにとってどんなに幸せなものになるのか——。

自然なお産とは、宇宙が精巧にプログラミングした、奇蹟以外の何ものでもありません。

神さまがくれたすばらしいメカニズム

お産は宇宙がやっている

それからというものの、毎日が感動の嵐でした。

生まれてくる赤ちゃんが、どの子もどの子もピカピカだったのです。たとえ体重が２００グラムほどしかない小さな赤ちゃんでも、「ワタシはここにいるよ〜」とまぶしいほどの存在感を放っていました。

キラキラした瞳で見つめられれば自然と話しかけたくなりますし、抱っこすれば思わずなめなめしたくなる。「赤ちゃんをなめるって？」とビックリする人がいるかもしれませんが、人間も哺乳動物です。その本能をかきたててくれるのに十分な可愛さが、吉村医院の赤ちゃんにはありました（残念ながら、病院出産のときにはなめたくなる衝動にかられることは皆無でした）。

流産や早産、仮死がまったくといっていいほどないのにも驚かされました。

吉村では、産婦さんが破水しようが微弱陣痛になろうが、基本的には何もしないで自然にお産を待ちます。先生はそのあいだ、いのちをかけて全身全霊見守ることに徹しています。そして赤ちゃんは、時間はかかったとしても正常に生まれてきて、しかもすばらしく元気なのです。

「こういう人は帝王切開になっただろうな」「このタイミングで薬を使っただろうな」「こんな場合は赤ちゃんは仮死で生まれただろうな」という私の経験則は、まったく当てはまりませんでした。

個人病院で創意工夫を重ねてきて、「かなりいい線いってる」と思っていたことも、吉村医院のお産を前に「全然違う」とわかりました。こちら側の見守り方や待つ心構えもさることながら、赤ちゃんの生命力、おかあさんの幸せ度が雲泥《うんでい》の差だったのです。

お産のときだけ自然というわけにはいかない、ということも改めて思い知らされました。吉村医院の妊婦さんたちは、薪割りやぞうきんがけなどの〝古典的労働〟はもちろん、毎日たくさん歩いてからだを鍛えています。ここに集まってくる仲間とおしゃべりをし、ストレスを発散させて、お産を心から楽しみにしています。

からだも気持ちも準備がととのっているからこそ、医療のお世話になる必要がなく、生まれてきた赤ちゃんは血液も胎脂もつけていないピカピカの赤ちゃんになるのです。

人は、神さまからすばらしいメカニズムをプレゼントされている。「死ぬものは死ぬ」という言葉の意味がわからなくて吉村にきたけれど、病院なら仮死で生まれるような赤ちゃんが、こっちではキラキラして生まれてくる。「生きるものは生きる」んだ。

「お産は宇宙がやっていることだから、本来、手を加えてはいけない」という吉村先生の言葉が、感覚で理解できるようになっていました。

なぜ、お産がむずかしくなったのか

長引くお産も「自然」のうち

ところで、みなさんは「難産」という言葉から、どんなイメージを思い浮かべますか。お産が長引いて、産婦さんがつらく苦しい思いをするお産？　赤ちゃんが仮死で生まれてくるお産？

では、「安産」はどうでしょう?

吉村先生は、「ツルツルと生まれてくる」お産が安産だといっています。そういう意味では、長引くお産は難産かもしれません。吉村医院でも、何日も待つお産はあります。でも、時間が長くかかること自体は「異常」ではないのです。分娩開始から3日4日かかるお産でも、それはからだの準備をととのえるための、その人なりの「体内プログラム」がさせていること。産婦さんが元気で赤ちゃんも元気に生まれてくるのであれば、「自然」で「正常」なお産に変わりはありません。

お産で問題なのは、マニュアルどおりでないと「異常」と決めつけてしまう医療体制と、産む側のからだの機能がおとろえていることです。この二つが両輪となり、いまのお産をむずかしいものにしているのです。

私は結局、5年間吉村医院で働かせてもらいましたが、薬も器具も使わない先生の方針からいろんなことに気づかされました。そして、来る日も来る日も自然に生まれてくる赤ちゃんを目の当たりにして、ここにはいのちの真実があると悟ったのです。

医療介入があたりまえの一般病院と吉村医院の両方のお産を体験した私には、いきすぎた医療介入が「自然のメカニズム」をそこね、逆にお産をむずかしくしている現実が手にとるようにわかりました。

医療が異常を引き起こすパラドクス

まずは、医療側の問題からみていきましょう。1章でも触れた微弱陣痛のケースを例に、もう少し補足してみます。

病院では、産婦さんの陣痛が弱まってお産がすすまない場合、「微弱陣痛」という診断を下します。そして、マニュアルにそって陣痛促進剤を打ちます。微弱陣痛を通常くるべき陣痛がこない「異常」で「危険」な事態とみなし、促進剤で子宮を収縮させ「正常」に戻そうとするのです。

わかりやすくいえば、「早く産ませないと産婦さんが疲れてきてあぶないし、時間がかかると赤ちゃんも弱ってくる。だから薬を使うのが有効」という論理です。

かたや吉村先生は、微弱陣痛の意味を、「産道がまだかたくて出にくい」とか、「自分の頭が骨盤を通過できるほど小さくなっていない」とか、「へその緒が巻きついている」とか、赤ちゃん側に何らかの「待ってほしい」事情があり、調整するために自然が起こしている現象だととらえています。たんなる想像や仮説ではなく、何十年何万例というお産を見てきた経験値からの見立てです。

病院側は、からだに起こった変化を「診断名という枠」にはめてそのなかでしか対処しませんが、吉村先生はからだの変化を起こしている「いのちの仕組み」に目を向けるのです。すべての現象の奥には原因があり意味があってそうなっているのに、表面にあらわれるものだけを見て薬の力で何とかしようとするのが病院の医療です。

だから母体によけいなストレスがかかり、赤ちゃんの心音も乱れてきて、帝王切開や仮死のケースが増えてしまうのです。

陣痛促進剤は、予定日を過ぎた産婦さんにもよく用いられます。「胎盤の機能が落ちてくるので赤ちゃんに栄養がいきにくくなる」から、「早く出してあげないと危険」というのが病院サイドの考え方です。でも、それならなおのこと、弱っている赤ちゃんに追い打ちをかけるようなことはしないほうがいいはず。しかも、「予定日のあと2週間までは正期産」という規定があるにもかかわらず、病院では1週間を過ぎると促進剤を使いたがるのがふつうです。

何度もいいますが、医療のお産というのは、つねに目先のリスク回避が優先されます。

陣痛前に破水したら抗生剤、おなかが張ったら子宮筋弛緩剤、というのも同じ発想です。吉村先生のように、いのちの事情を優先し、いのちの仕組みを尊重するという視点がありません。

結局、過度の医療介入が母子のストレスを高め、「異常」をつくりだすというパラドクスを生んでしまっているのです。

マニュアルそのものが妊婦さんの不安をあおり、お産を難産にしたり医療介入させてしまうケースもよくあります。

たとえば、病院やマタニティ雑誌では、子宮口が全開して2時間以内に生まれるのが「正常」なお産、という説明をしています。それが頭に刷り込まれている産婦さんは、少しでもお産が長引くと「自分は〝異常〟なのでは」と不安にかられ、からだも心もこわばってきて、お産の生理やリズムを狂わせてしまうのです。まわりの家族も、「危険なんじゃないか」と不安の同調をしはじめます。体力もつけていないないしお産に対する意識も高めていないような産婦さんであればなおのこと、「もう、むりです。早く切って出してください」となってしまうのです。

ちなみに吉村医院では、自分から「帝王切開にしてください」という産婦さんはひとりもいませんでしたし、亡くなった方もいません。

私がいた5年の間に約1500件のお産がありましたが、早産や仮死で生まれる赤ちゃんはごくわずか。まれに提携病院に搬送されるケースもありましたが、未熟児だからという理由で「保育器」に入ることはなく、吉村医院で生まれた赤ちゃんはみんな、おかあさんの隣で元気に過ごしていました。

運動、食、精神の三本柱

お産の基本は、体力と気力

吉村医院のお産がなぜ、そんなに「自然」で「安全」になるのか。結論からいえば、妊婦さんがよく動いて精神的に安定しているからです。いいお産をするための最大のポイントは、妊婦さんの体力と気力の充実度。「運動と食と精神」の三本柱をいかにととのえてもらうかにかかっています。

ですから、先生が診察のときにすることは、生き方を説くだけ。「ごろごろ、ぱくぱく、びくびくしないこと。あとはあなたの好きなようにしなさい」時間をかけて、お産は生活の延長にあることをていねいに伝えていました。

ごろごろ、ぱくぱく、びくびくしない。

じつに、わかりやすい表現だと思いませんか？

ごろごろしない（運動）

「ごろごろしない」は、「生活のなかでからだをよく動かしなさい」ということです。動物は動くからこそ動物。そして、人間も動物です。その動かないと生きていけない「種」が動かなくなったら、からだの機能がサビついていくのはいわずもがなです。

たとえば、いまの人はしゃがんだ姿勢から立ちあがるという動作をほとんどしないので、太ももやおしり、おなかまわりの筋力がいちじるしくおとろえています。

たった半世紀でトイレが和式から洋式になり、座るのも畳からイスへ、寝るのはふとんからベッドがあたりまえになりました。台所からはかまどが消え、お風呂も薪をくべるのではなく、スイッチひとつで沸くタイプにことごとく変化しています。

「何でも機械がやってくれる世の中になり、日常生活を〝楽で便利〟なものにしてしまったせいで、現代人のからだは昔とまったく違ってしまった」

吉村先生は、講演会などでいつもその話をしていました。だからこそ、妊婦さんたちに〝昔の生活の動き〟を体験させることで、昔の人のようなからだや体力気力を取り戻せないだろうかと考えたのです。

1章でもお話ししたように、医院内には江戸時代の茅葺きの家「古屋」があり、いつでも妊婦さんたちに開放されていました。薪割りをする人、のこぎりを引く人、板戸を200回、300回、なかには1000回もスクワットしながら拭き掃除する人、薪をかまどにくべてご飯を炊く人など、それぞれが好きな〝古典的労働〟をし、汗を流すのを楽しんでいました。とくに薪割りやスクワットしながらの拭き掃除は、子宮周辺の筋肉をダイレクトに鍛えてくれるので、安産にはもってこいの「動き」なのです。

歩くことも、いい全身運動になります。

吉村医院のピクニックは近くの野山を2、3時間かけて歩くのですが、最初はハアハア息をあげていた妊婦さんが、回を重ねるにつれ、こんなんじゃ物足りないという足取りになっていくのが印象的でした。持久力がつくので精神力も鍛えられ、お産が長引いても耐えられる心身が養われるのです。

からだをあまり動かしていない妊婦さんとよく動かした妊婦さんのお産の違いを、私は両方見比べることができましたから、「動く」ことが安産や自然なお産にどれだけ影響するのか、よくわかりました。

ぱくぱくしない（食）

「ぱくぱくしない」は、「腹八分目で、和食を中心に」という意味です。

「○○はからだに悪い」とか「妊娠中は△△はやめたほうがいい」などと、食べ物に制限をつけるところも多いようですが、吉村先生は、「何々がダメ」と決めつけることはいっさいしませんでした。日本人がずっと食べ続けてきたのは旬を活かした和食です。その和食を柱に粗食にさえしていれば、何を食べるのも自由。頭で決め、頭で食べることをしてほしくなかったのでしょう。

秋になると、先生自らサンマを炭火で焼いて食べることもあり、旬のおいしさ、炭火で焼く醍醐味をさりげなく伝えていました。また、妊婦ピクニックには、かまどで炊いたご飯をおにぎりにして持っていくのが恒例でした。

みんなで和気あいあいと、「おいしい！」と思いながら食べると、からだや心がイキイキしてきます。食べたいものを我慢しなくてもよければ、ストレスもたまりません。食べ過ぎは精神的なものからくるケースが多いので、それが解消されれば腹八分目で満足できるようになり、体重の増え過ぎも防げます。吉村先生は、口ではなく体験をとおして大切なことを教えてくれていたと思います。

なお、「ごろごろ、ぱくぱくしない」ことで、出産後にもうれしいおまけがつきます。よく動くとおっぱいが出やすくなり、和食にしているとおっぱいがおいしくなるのです。

びくびくしない（精神）

「びくびくしない」。これも非常に重要なポイントです。

おなかが張ったら危険、破水したら危険、お産が長引いたら危険ｅｔｃ。ちまたにあふれている情報は「こうなるとあぶない」というものが多く、しかも一方通行です。

でも、考えてみてください。いのちは大昔から連綿とつながってきています。そんなに危険が高かったら、地球の人口はここまで増えたでしょうか？

「異常が起きたらどうしよう？」とビクビクしていると、心身はちぢこまり、いのちも緊張してきます。自律神経がうまくはたらかなくなり、おなかの赤ちゃんにもストレスがかかってしまいます。

吉村先生は妊婦さんが不安にかられるようなことはひと言もいわず、「医学的なことはワシがしっかり見ていくから、あなたは生活のなかでできるだけ動いて、精神的にはリラックスして過ごすこと。からだの変化は意味があって起こってくるものだから、もっと自分のからだを信じなさい」と、励ましていました。

妊婦さんというのは、医者からそんなふうにいってもらうだけでも、気持ちが落ち着くものです。先生のいう〝古典的労働〟もやってみようと、素直に思いはじめます。

実際、無心になってからだを動かしていると、からだや心がスッキリしてきます。かまどの火がパチパチはぜる音を耳にするだけでも、リラックスします。古屋につどう仲間とだんなさんやお姑さんの話で盛りあがれば、たまっていたストレスも吹き飛びます。取材や見学で吉村医院にきた人たちが一様に、「ここの妊婦さんたちはなぜ、こんなに明るくて楽しそうなんですか？」と不思議がるほどでした。

また、妊婦ピクニックには子連れのおかあさんも参加するようになり、これから産む人と産み終えた人との交流の場になっていました。

「陣痛って、痛いけどすっごく気持ちよかった〜」とか、「ずっと助産婦さんがよりそってくれるから、何にもこわくないよ」という先輩ママたちの体験談は、医師や雑誌のどんな説明より心強いものです。

「早く産みたくなってきた」、「そんなに気持ちいいのなら、楽しみ！」と、妊婦さんたちの表情が一変するのを見て、仲間づくりの大切さもつくづく感じさせられたものでした。

本能を発揮しよう！

いのちは心地よいと活性化する

次は、「ごろごろ、ぱくぱく、びくびく」していない妊婦さんたちの、赤ちゃんのようすをちょっと想像してみましょう。

妊婦さんがからだを十分に動かし粗食にしていると、代謝が活発になり、血液の質がよくなり、体液の循環もスムーズになってきます。これで、赤ちゃんにも栄養がいきわたり、健康なからだの基礎がしっかりつくられます。

では、赤ちゃんの脳はどうでしょうか。

赤ちゃんは子宮の中の羊水にプカプカ浮いているのですが、川は流れがよどむと濁ってくるように、羊水も動かされなければよどんできます。水には情報を伝達する機能もありますので、動くことで赤ちゃんの環境＝水がきれいになり、刺激も伝わりやすくなっていきます。これが、赤ちゃんの脳の発育に関係してくるのです。

おなかの中では、赤ちゃんはまだ「考える」ということをしていません。ですからこの段階で発達するのは、生き物としての本能をつかさどる「古い脳」の部分です。

妊婦さんがビクビクして寝てばかりいると赤ちゃんの環境は劣悪になるだけですが、リラックスして楽しみながら動くと羊水が活性化され、いい波動がどんどん赤ちゃんに伝わります。

それが古い脳を刺激していき、赤ちゃんの生命力を強め、感性を豊かに育んでくれることになるのです。

もちろん、同じことが妊婦さんの脳にも起こります。日々をゆったりワクワク気持ちよく過ごすことで、妊婦さん自身の「古い脳」も目覚めていきます。そうすると、「いのち」を心地よい方向に向かわせようとする本能のパワーが発揮され、お産を安全なものに導くメカニズムが健全に動きはじめます。

免疫が強くなって少々の感染などははねのけてくれますし、自律神経も正常に切り替わってからだのリズムをととのえてくれます。そして分娩時には、何種類もの性ホルモンが分泌され、お産を絶妙にサポートしてくれるのです。

お産を快感にするホルモンの神秘

分娩のメカニズムは、こんなふうになっています。

陣痛には一定の波、「陣痛発作」（収縮がおきて痛いとき）と「陣痛間歇《かんけつ》」（収縮が休止して痛くないとき）があります。痛いときに出るのがオキシトシンというホルモンで、子宮を収縮させるはたらきがあります。ひとやすみできる間歇時にはβエンドルフィンというホルモンが分泌され、痛みや疲れをやわらげてくれる効果があります。「脳内麻薬ホルモン」「快感ホルモン」と呼ばれて話題になったので、名前を聞いたことがある人もいることでしょう。

お産では、この「痛〜い」と「気持ちい〜ぃ」を何度も何度も繰り返して赤ちゃんを産道から外界に送りだしていくのですが、赤ちゃんが生まれる間際になると、オキシトシンとβエンドルフィンの両方が、同時に一気に分泌のピークを迎えます。さらに最後の最後に、アドレナリンというホルモンも加わります。産みだす態勢をとるため、興奮させるホルモンです。

産婦さんはお産の究極のとき、この三つ巴のはたらきで、「痛いんだか気持ちいいんだかシャキッとするんだか、もう、わけがわからないけれど快感！」という恍惚状態に導かれるのです。

そして、βエンドルフィンには「ハッと恋に落ちる」といわれるほど目の前の人が愛《いと》おしくなる作用もあるのだそう。生まれた赤ちゃんが、可愛くて可愛くてしようがなくなるのです。

赤ちゃん側にも同じ効果が生まれます。おかあさんとまだつながっているので、赤ちゃんも誕生直後はエンドルフィンハイになっています。しかも、アドレナリンの洗礼も受けていますから覚醒した状態になっており、それで目をパッチリ開けるのです。視線の先には当然、おかあさんの姿があるというわけです。

βエンドルフィンの大量分泌は、お産のあと1時間ほど持続するといわれています。母子の愛着を深める、天からの贈り物です。

吉村医院では、行燈《あんどん》程度の明るさの和室を用意し、産婦さんに自由に動いてもらっています。ほの暗いことと好きな体位がとれることで産婦さんがリラックスでき、本能のままお産に没頭できるのです。それが気持ちのいいお産、まさに恍惚状態ともいえる至福のお産につながっていきます。生まれてきたわが子を心の底から愛おしいと思えるのも、本能のなせる業です。

ところが病院のようにすべてを管理され、分娩台で足を固定されてしまうと、お産が手術のようなこわいイメージになります。明るすぎる照明も神経を刺激します。せっかくからだが準備してくれる快感ホルモンが出にくくなり、お産はただ痛くてつらいものになりかねません。

赤ちゃんのほうも、病院の煌々《こうこう》とした無影灯のもとでは、まぶしすぎて目が開けられなくなります。しかも、おかあさんと絆を深めるエンドルフィンハイの時間は、病院では赤ちゃんをチェックすることに費やされてしまうのです。

古い脳にはおおいなる力が宿る

そのホルモン分泌をつかさどるおおもとが、さきほども触れた「古い脳」です。

人の脳には大きくわけて、二つの領域があるといわれています。考えることをする「新しい脳」と、五感や感情に直結する無意識の部分の「古い脳」です。新しい脳は人間特有の脳で、生まれたあとに育つ脳。古い脳は、哺乳動物ならみんなもっている生存本能にもかかわる脳です。

どちらも大切ですが、出産などいのちの営みにかかわることは、生存本能＝古い脳の領域なのです。

そしてこの古い脳は、無心になったり夢中になって何かをしているときに活発にはたらくといいます。気持ちがいい、楽しいという感覚にも素直に反応します。そう。薪割りやピクニックなどは、これにぴったり当てはまるのですね。

「びくびくしないで毎日を楽しんで、できるだけリラックスして生活しなさい」と吉村先生がいうのは、古い脳を活性化させればさせるほど本能の力が強まり、安産へのスイッチが入るのをわかっていたからです。

裏を返せば、現代人の特徴である「頭ばかり使っていて本能が眠ってしまっている状態」を、先生はいつも憂えていました。氾濫する出産情報に振りまわされ、頭でお産をとらえてビクビクしているいまの妊婦さんがまさにそうです。さらに悪いことに、頭でっかちになればなるほど、古い脳の機能は鈍っていくのだそうです。

生き物にそなわった、「生きようとするいのちのメカニズム」が緻密《ちみつ》に精巧にプログラミングされているのが古い脳です。そしてそのメカニズムは、産科学がどんなにすすんでも、100パーセント解明されることはないと思います。いのちは、人智を超えた「おおいなる力」にゆだねられているからです。

私たちにできるのは、見えることだけにとらわれるのではなく、見えない本質に目を向けること。いちばん安全なシステムがはたらくよう本能を解き放ち、いのちの力を生かしきることではないでしょうか。

「お産は生活であり哲学だ」

いのちをかけて産む、という意味

お産は、自然な「いのちの発露」です。異常でもなく病気でもありません。お産がもし異常になるとしたら、それは「生活」の異常や「生き方」の異常、「心のありよう」の異常がつくりだしたものです。

吉村先生は「お産にはその人の人生があらわれる」といい、お産をたんなる生殖や生理現象としてではなく、哲学や美学としてとらえていました。「人類にとって、いのちを生みだすお産ほど崇高なものはない」と、畏敬の念をもって妊婦さんとお産を見守り続けてきたのです。

だから、病院のようにお産を病気扱いして管理するのではなく、産む人の主体性を尊重し、心身を解き放つことで最高のお産をしてもらいたかったのでしょうし、医師としても自分のお産哲学が理想のお産につながることを確認したかったのだと思います。

診察のとき、「ごろごろ、ぱくぱく、びくびくしない」という話をひととおりしたあと、先生が妊婦さんの目をのぞきこみ、こんな言葉をかけていたのがいまも忘れられません。

「いのちをかけて産みなさい」

「元気な赤ちゃんが生まれてくるのを祈りなさい」

「いのちをかけて産みなさい」とは、いま、この瞬間の自分のいのちを最大限に輝かせて生きることがいいお産につながる。その覚悟をもって一日一日を大切に過ごしてほしいという、いのちを生みだす女性への愛と尊敬をこめた応援メッセージです。

そして、「元気な赤ちゃんが生まれてくるのを祈りなさい」。この言葉も、ほんとうに深いと思います。

いのちというものは奇蹟をも見せてくれるすばらしいものだけれど、100パーセントの絶対もない。極論をいえば、「生きるものは生きる」し、「死ぬものは死ぬ」のです。できることを全部やったあと、人間に残されているのは祈ることだけ。この「祈り」という精神の発露があるからこそ、お産は宇宙とつながれる気がするのです。

第3章

赤ちゃんが教えてくれた「神仕組み」

――いのちは呼応する――

目には見えなくても、「いのち」はちゃんと呼応しています。それを、ひじょうにわかりやすい形で教えてくれるのが赤ちゃんという存在です。

陣痛のメカニズムもおっぱいが出るようになるのも、赤ちゃんとおかあさんが呼びあい、応えあうという二人三脚がなせる業です。「愛おしい」と思う愛のエネルギーが人を信頼するエネルギーに転換される。「ごめんね」とあやまれば許してくれる。それが、母子の深い絆です。

からだは離れても、いのちのセンサーは互いを感知しているのです。

そしてこのことは、私たちにはさまざまな「神仕組み」がそなわっているという事実に気づかせてくれます。いのちとして生まれてきた時点でいのちは完ぺきであり、同時に、私たち一人ひとりが、じつはあらゆるものとつながって生かされているのだということにも……。

第3章は、私が取りあげてきた赤ちゃんからの、さまざまなメッセージです。いのちが何を感じ、何を発信しようとしているのか。もう一度赤ちゃんに戻って、赤ちゃんの気持ちによりそいながら読んでみてください。

生まれるという大冒険

お産は赤ちゃんにとっても一大事

38億年という生命進化の過程を〝十月十日〟で一気に駆け抜ける赤ちゃん。壮大なドラマを体験してこの世にお出ましとなるわけですが、その前に分娩という試練が待っています。赤ちゃんの大冒険のフィナーレです。

いつ生まれてもいい段階になると、赤ちゃんは「もう、いいよ〜」というホルモンを送り、おかあさんにからだの準備をうながします。自分自身も、頭の骨を重ねあわせたり、あごの向きや腕や肩の位置をせばめたりして、産道をうまくくぐり抜けられるよう態勢をととのえます。

いよいよ陣痛がきて産道に移動しはじめますが、「陣痛発作」には子宮が収縮する力で、赤ちゃんのからだはギュウッと締めつけられます。へその緒にも圧力がかかり、赤ちゃんはしばしば酸素不足におちいります。収縮がおさまる「陣痛間歇」になると酸素はまたもらえるのですけれど、陣痛は何時間続くのかはわかりません。強弱のリズムに身をゆだね、生と死のはざまをいったりきたりするのです。

今度は、もう少し赤ちゃんの気持ちによりそって想像してみましょう。あなたがこれから生まれる赤ちゃんだとしたら、お産はどんな感じ？

十月十日を過ごしたあったかくて心地よい子宮のベッドを離れるのは、ちょっと不安ではないでしょうか。狭い産道の中に入り込むのも勇気がいることだと思うのです。向こう側には、どんな世界が待ち受けているのかもわからないし……。けれども、自ら「生まれる」と決めた道です。心細さをはねのけ、苦しいのを我慢し、意を決して赤ちゃんは進みます。

そして、やっとの思いでたどり着いたこの世は、おなかの中とは天と地とも違うほどの異空間――。

寒いし、まぶしいし、変な音がいっぱい聞こえる。

産声をあげて、自分で肺呼吸しなくちゃならないんだ。

あれ？　おかあさんと一緒じゃない!?

いのちをかけた大冒険をしてきて、赤ちゃんは心身ともに疲れています。そんなところに強烈な光を浴びせられ、知らない人たちの手で全身を触られたら？　目を開けることもできず、初めてのひとりぼっちにおびえきって、泣くことしかできないのではないでしょうか。

かつて、病院の処置室で新生児が「オギャアー、オギャアー」と泣いている姿を見て、「ああ、元気な赤ちゃんだなあ」と思ったのはとんでもない勘違いでした。大切な意味があるのは、肺呼吸に切り替わる最初の産声だけ。そのあとの泣き声は、「こわいよ～、さみしいよ～、おかあさんはどこ？」という悲鳴だったのです。

赤ちゃんは本能で感知する

赤ちゃんを生まれてすぐ、へその緒がついたままおかあさんに抱いてもらうと、どんな子も泣きやみます。突然、異次元にやってきた赤ちゃんがいちばん安心できる場所は、子宮のベッドで聴いていたおかあさんの心音が伝わる胸の上なのです。

死をも覚悟してこの世にやってきた赤ちゃんは、ある意味、そこで蘇生するのではないかと思います。

ほの暗いところで自然のリズムのままに生まれて、すぐにおかあさんにやさしく抱きしめてもらえた赤ちゃんは、ホッとしてパッチリ目を開け、おかあさんの姿を探します。先にもお話しした、愛おしくてたまらないという感情を深める〝アイ　トゥー　アイ〟の至福の時間が訪れます。

「可愛い〜」「あったか〜い」「生まれてきてくれてありがとう」といった言葉が、おかあさんの口をついて飛びだします。頭でそう考えたからではなく、本能がとっさにいわせることです。そうすると、まだまだ本能だけで生きている赤ちゃんには、おかあさんの思いが確実に響きます。

「ああ、自分といういのちは受け入れられている。愛されているんだ」と直感します。

その、一生に一度きりの大切な時間をおかあさんから引き離され体重測定や沐浴にあてられたり、「痛くてお産はもう、こりごり」とおかあさんに思われてしまったら、赤ちゃんは自分の存在をどこかしら肯定できないまま、人生のスタートをきってしまうかもしれません。

親子の愛情を育むベースは、理屈ではなく本能です。子どもが自分に自信をもって成長していけるかどうか、信頼関係のある親子になれるかどうかは、おかあさんが本能でお産をし、本能のまま赤ちゃんを抱きしめられたかどうかに強く影響されるのです。

自然のなりゆきにまかせる

へその緒を切るタイミングも、本能のなすがまま、自然がくれる順番にまかせたほうがスムーズにいきます。

野生の哺乳動物を例にとると、彼らはまず、羊水でぬれた赤ちゃんをペロペロなめます。外気で赤ちゃんのからだが冷えるのを、本能的に防ぐのです。臍帯《さいたい》を噛《か》み切るのは、全身をきれいになめ尽くしてかわかしたあとです。そのころには臍帯の血流が止まっているので、出血することはありません。

病院では、赤ちゃんが生まれてすぐ臍帯を切ってしまうので、どうしても血が出ます。コッヘルというクリップのような器具で止血するとはいえ、なぜ、急いで切らなくてはならないのか——。

「へその緒がつながったままだと胎盤から血液が赤ちゃんに流れて多血症になりやすく、黄疸になる可能性が高い」というのが理由のひとつです。

でも、ホントのところはどうでしょう？　赤ちゃんがおかあさんの胎盤より高い位置にいれば、血液が大量に逆流することはありえません。生まれた直後の赤ちゃんを分娩台より下にある台に置くマニュアルこそが、多血症を引き起こす原因ではないでしょうか。

吉村医院のように、赤ちゃんをおかあさんの胸の上にのせ、赤ちゃんがぬくもりと心音を感じて泣きやみ、おかあさんにも喜びをかみしめてもらう自然の流れを尊重すれば、そのあいだに臍帯の血流は弱まっていきます。そしてお産の主役である二人がちょっと落ち着いたころには、臍帯の拍動もなくなり色も真っ白になっていて、きれいに切ってあげることができるのです。

近年、胎盤の血液には、赤ちゃんの肺のはたらきを助けたり貧血を防いでくれる成分が豊富なことが明らかになってきました。へその緒を切るのは、産科学的にも遅いほうがよいという説が有力になっています。

自然にはちゃんと順番があり、意味がある。人間の都合がつくりだした不自然なマニュアルで、赤ちゃんの大冒険の最後を台無しにしたくないなあと思います。

おっぱいの不思議

もう一度、おかあさんと同化

だれからも教わっていないのに、赤ちゃんは生まれてすぐに「おっぱいを吸いたい」というそぶりを見せます。おかあさんに抱いてもらう前から、指をチュパチュパ吸っている子もいます。胸にのせれば、自然におっぱいに顔を近づけます。生きるためにいちばん必要なものがおっぱいですから、当然といえば当然です。

ところで、みなさんはおっぱいが何からつくられているか知っていますか？　おなかの中で赤ちゃんは、おかあさんの血液から養分をわけてもらい成長しています。その血液が乳腺を通り、白く変化したものがおっぱいです。

だから「おっぱいをもらう」という行為は、お産で母体から切り離された赤ちゃんが、「再び、おかあさんと一心同体になれる」方法でもあるのです。それを何度も何度も追体験できるのが、授乳に隠された秘密です。

おっぱいはたんなるからだの栄養ではなく、おかあさんとずっと一緒という安心感やぬくもりをよみがえらせてくれる、かけがえのないものなのです。

おっぱいをもらう際の距離にも意味があります。

赤ちゃんというのはおっぱいを飲んでいるとき、必ずといっていいほどおかあさんの目を見つめています。距離にして、だいたい30センチくらいでしょうか。生後間もない赤ちゃんはまだ視力が発達していないといわれますが、30センチほど先まではモノを認識できることがわかっています。〝アイ　トゥー　アイ〟の距離は、まさに神がプログラミングしたものとしか思えません。

赤ちゃんがおかあさんに全幅の信頼をおき、おかあさんが赤ちゃんをたまらなく可愛いと思いながら見つめあう。この行為が1日に何回も繰り返され、長ければそれが何年も続くのが母乳育児です。

母乳で育つと心が安定し、ブレにくい子になるといわれるのは、赤ちゃんの心のなかに「安心」「満足」「信頼」がしっかりつちかわれていくからなのです。

二人三脚のおっぱい

胎内にいるときから母体にいろんなサインを出し、協力しあってお産を乗り越えてきた赤ちゃんですが、生まれてからもおかあさんとの二人三脚は続きます。おっぱいは自動的に出るものではなく、赤ちゃんが求めるからこそ出るのです。

おっぱいに深くかかわるホルモンに、βエンドルフィンに誘導されて出るプロラクチン、そしてオキシトシンがあります。

プロラクチンは「さあ、母乳をつくって」と乳腺を刺激し、オキシトシンは「母乳を乳頭まで押しださなくちゃ」と乳管を開かせる役目です。

それらのホルモン分泌や活性化に「ゴー」を出すのが赤ちゃんです。

生まれてすぐ、「おっぱいが欲しい」と赤ちゃんが泣くと、あらあら不思議。おかあさんの脳が信号を受け取り、オキシトシンがはたらきだします。乳頭を吸ってもらう前から、おかあさんが赤ちゃんのことを愛おしいと思うだけでも同じ反応が起きます。赤ちゃんのためにに乳管を開くだけではなく、おかあさん自身の心も癒したり幸せな気分にすることから、愛情ホルモン、幸せホルモンとも呼ばれているホルモンです。

直接の母乳製造役はプロラクチンで、赤ちゃんにおっぱいを吸われる刺激がおかあさんの脳に伝わり、プロラクチンのはたらきが活性化していきます。最初の授乳が分娩後30分以内だと、プロラクチンが継続して分泌されやすくなるともいわれています。つまり、「はじめが肝心。チュパチュパしておかないとおっぱいがつくられない」ことを、赤ちゃんは知っているのです。

そして、そのチュパチュパがひんぱんにあればあるほど、脳は、「もっとプロラクチンとオキシトシンの分泌が必要なんだな」とわかって、赤ちゃんの欲求にこたえるべく母乳製造に励んでくれるのです。

同じゴーサインが、おかあさんの子宮の回復に役立つこともすごいなあと思います。オキシトシンには、子宮を収縮させていらなくなった血液や成分を体外に出したり、不正出血を減らすなど、子宮の機能を回復させる作用があるからです。

薬を使って収縮をうながさなくても、オキシトシンの分泌を増やして悪露《おろ》が早く排出されるよう、赤ちゃんが手助けしてくれるのですね。

おかあさんと本能でツーウェイコミュニケーションをとりながら、おっぱいが出る道筋をつけ、同時におかあさんの心身も癒していく赤ちゃん。いのちの相互作用は、おっぱいという仕組みに完ぺきに引き継がれていくのです。

ふたりで向きあって学ぶ

生後1週間ほどのあいだに出るおっぱいを初乳といいます。クリーム色の、ちょっとトロミのあるおっぱいです。細菌やウイルスから守ってくれる成分が豊富で、まだ抵抗力のない赤ちゃんに免疫をつけてくれる自然のお薬でもあります。効果は半年ほど続くといいます。

栄養的にも母乳は最高です。しかも、すべての養分をきれいに消化吸収してくれる酵素がたっぷり含まれていますから、腸内のビフィズス菌を増やし、病気になりにくいからだをつくってくれます。いまは粉ミルクの質もかなり改善されてきているとはいえ、それでも、粉ミルクより母乳で育つ赤ちゃんのほうが格段に腸内環境はきれいです。私はどっちのうんちもよ～く知っています。母乳の赤ちゃんのうんちは、くさくありません。ちょっと甘い感じのにおいです。

「できれば母乳にしたいんだけど、どうしても出なくて」というおかあさんがいますが、あきらめないで。妊娠してお産ができたのなら、どんな人にも母乳が出る仕組みはそなわっています。おっぱいは、だれでも最初は出にくいのです。「赤ちゃんは、3日分か4日分のお弁当と水筒を持って生まれてくる」といわれているのは、産後数日は母乳が出ないおかあさんがめずらしくないからです。

おかあさんの脳からおっぱいホルモンが出やすくなっているのは、出産直後と、赤ちゃんが「おっぱい、ちょうだい」と泣いたときです。このタイミングを逃さずに、欲しがったらあげることを繰り返してみてください。赤ちゃんが吸ったらおっぱいが張ってくるというリズムが、だんだんできてくるはずです。

24時間、昼も夜もなく「おなか空いた！」と泣く赤ちゃんによりそうのは、ちょっとしんどいかもしれません。でもおっぱいというのは、子育ての最初の試練です。親の都合に子どもを合わせるのではなく、子どものリズムに親が合わせていくことが子育てのコツ。それを学ぶ意味もあるのではないでしょうか。

赤ちゃん側も、はじめのうちは出ないとわかっているおっぱいを一所懸命に吸います。双方がグーッと向きあい、双方ともに忍耐なしでは次のステップにいけないことを学習するのがおっぱいなんだなと思います。

この授乳行為を繰り返していくことで、おかあさんと赤ちゃんの絆は確実に深まっていきます。

紀子さまが参考にされた母乳育児書の著者であり、鹿児島県徳之島の五つ子ちゃんの主治医としても有名だった山内逸郎先生は、「母乳は想いやり」と表現していました。動物のなかには、自分の親からおっぱいをもらわないと死んでしまう種もいるそうです。やっぱり、牛の赤ちゃんなら牛のおかあさん、人間の赤ちゃんなら人間のおかあさんからおっぱいをもらうのが、いちばん自然です。

そして、想いやりあふれるおっぱいをもらうことは、想いやりのある子どもに成長することにつながります。強い子にもやさしい子にもなるでしょう。

おっぱいは、知れば知るほど深いですね。

サインを読み取る

赤ちゃんを無気力にしないで

片時も離れずよりそってもらい、「おっぱい！」と泣いたらおっぱいをもらえ、「おしっこ！」「うんち！」と泣いたらおむつを替えてもらえ、「さみしい！」と泣いたら抱っこしてもらえる――。自分の生理的欲求をつねに満たしてもらえると、赤ちゃんは安心して、どんどん穏やかなやさしい顔になっていきます。

でも、病院ではこれがなかなかむずかしいのです。赤ちゃんは、だれも知った人のいない新生児室で過ごします。それだけでも十分不安なのに、おかあさんと会える時間はほんのわずか。泣いても泣いてもそのタイミングでは何もしてもらえず、待ちに待ったおっぱいタイムには、泣き疲れて寝てしまうかもしれません。むりやり起こされても眠たくて、ぐずってうまく飲めないまま授乳時間が終わってしまったら？　赤ちゃんはおなかも気持ちも満たされないままです。

吉村医院の赤ちゃんは、目を開けて落ち着いて、いろんなものを見ている。その目がキラキラしていて、天真爛漫《てんしんらんまん》な雰囲気。

一般の病院の赤ちゃんは目をつむったままのことが多く、たとえ開けたとしても表情にとぼしい。どこか、ストレスを抱え込んでいるような感じ。

両者を比べると、その違いは一目瞭然でした。訴えたら全部願いをかなえてもらえる赤ちゃんと、訴えてもだれにも何もしてもらえない赤ちゃん。新生児室で24時間過ごさざるをえない赤ちゃんは、多かれ少なかれ、「あきらめ」や「無気力」を身につけてしまうのでしょう。

赤ちゃんは、ほったらかしにされることで確実に傷ついています。そこに追い打ちをかけるのが、大きな病院にはよくある番号札です。大好きなおかあさんが来てくれても、おかあさんは「番号を見て、自分の赤ちゃんを確認してください」といわれているので、赤ちゃんの顔を見る前に番号を見てしまいます。赤ちゃんにしてみたら、こんなに悲しいことはないのではないでしょうか。

せっかく生まれてきてくれた唯一無二の「いのち」です。まず最初に、顔を見てあげてほしいと思います。おかあさんの本能の力が、新しいいのちを輝かせるのですから。

サインでコミュニケーション

赤ちゃんのサインを読み取ってあげることも重要です。

一般病院の勤務体制では、新生児室の係なのか分娩室の担当なのかが日によって代わるので、赤ちゃんを継続して見たくてもそれは不可能でした。でも吉村医院では、赤ちゃんをどうケアするのかは助産婦の仕事です。

赤ちゃんの泣き声をナースコール代わりに、昼も夜もずっと同じ赤ちゃんによりそうということをしてみたところ、赤ちゃんはあの手この手で意思を伝えたがっていることがわかってきました。欲求の種類によって、泣き声や泣き方だけでなく、目の表情や手の動きなども変えるのです。もちろん、その子その子の個性はありますが、たくさんの赤ちゃんに共通する傾向が見えてきました。

赤ちゃんは基本的には、泣くことをとおして何かを訴えます。生理的欲求にもとづくものが多いので、何で泣いているんだろうと悩む前に、「おっぱい？　おしっこ？　それとももうんち？」と、まずは赤ちゃんに聞いてみてください。それがおっぱいだったらすぐに吸いつきますし、たんに甘えたいだけなら抱っこするだけで泣きやみます。いろいろ試すうちに、ピタッとくるものが必ずあるはずです。

そのとき、「この子、いまこんな泣き方でしたね」とか、「こんなふうな目をしていましたよ」などと、おかあさんにさりげなくヒントをあげるのです。するとおかあさん側も、「そうか。泣き方にもいろいろあるし、からだの動きからもわかることがあるんだ」と気づきます。

ひとつ発見できれば、あとはとんとん拍子にいくもの。おかあさんのわが子を見る意識がどんどん拡大し、言葉がなくてもコミュニケーションがとれるおもしろさに目覚めていきます。ちょっとした泣き声やしぐさで赤ちゃんの欲求を推し量れるようになったり、すぐにこたえてあげられなくても、「ちょっと待っててね」「これが終わったら、してあげるからね」と話しかけるだけで何かが違ってくることも体感します。

分娩後は1週間ほど入院するところが多いようですが、その1週間のあいだ、注意深く赤ちゃんを観察したおかあさんとそうでないおかあさんとでは、わが子への認知度や経験値がまったく違ってきます。とくに母子別室の場合は赤ちゃんの変化を継続して見ることができないので、赤ちゃんのサインの意味を読み取るコツがつかみにくいもの。不安なまま退院を迎える➡その不安が赤ちゃんに伝わり、赤ちゃんが泣く➡おかあさんはわけがわからず、よけいに不安になる、という悪循環にもなりかねないのです。でも、そういう意識をもつだけでもずいぶん違います。できるだけ赤ちゃんの気持ちになり、よく観察して、わが子のサインをつかみましょう。

そして、その見方さえ体得していたら視野が広がり、自信をもってその後の子育てにのぞめると思います。

退院時に、「やっぱり授乳は3時間おきがいいんでしょうか」などと聞かれることもありますが、「私たち助産婦にもわかりません。目の前の赤ちゃんに聞いてください」と伝えると、おかあさんはハッとします。「そうだった。マニュアルはないんだ。答えはこの子を見ていればいいんだ」と——。

赤ちゃんは愛情に敏感

言葉は話せなくても、こちらのいうことはすべて理解している赤ちゃん。心に思ったことも、波動で全部キャッチできる赤ちゃん。赤ちゃんは、本能ですべてを察知できる力をもっています。

なので、まわりの人が何を話しているのか、自分はどう思われているのか、赤ちゃんはそれらを潜在意識に刷り込んでいます。最近、胎内記憶がある幼児のことが話題になっていますが、「ぼくがおなかの中にいたとき、おかあさんはこんな会話をしてたでしょ？」とか、「私のことを、こんなふうに思ってたよね？」という子どもは意外と多いものです。けっして特別でも特殊でもなく、赤ちゃんはおなかの中にいるときから全身ですべてを聞いているのです。

吉村医院でも、こんなことがありました。

2人目の女の赤ちゃんのケースです。お産も順調でしたし、家庭環境も見るからに穏やかそうで、だんなさんも上のお子さんもうれしそうに病室を訪ねてきていましたから、「ああ、このおかあさんはとっても幸せな人なんだなあ」と思っていました。おっぱいもよく出て、赤ちゃんの体重も順調に増えていて、発育にはとくに問題なさそうです。ところが、いろんな欲求をしっかり満たしてもらっているはずなのに、赤ちゃんがなかなか泣きやみませんでした。

そのとき、フッと感じたのです。

もしかしたらこの赤ちゃん、妊娠中につらい思いをしたことを、いま、泣いて訴えているのかもしれない……。

「思い当たることがあったら、赤ちゃんにあやまってみてあげてくださいね」とだけいって、部屋をあとにしました。

最初は産みたくなかったとか、イライラして夫婦喧嘩が多かったとか、今度は男の子がよかったのに、といった事情があったのかもしれません。おかあさんからは、「赤ちゃんにあやまりました」とだけ、報告を受けました。

そうしたら、そのあと赤ちゃんが泣かなくなったのです。赤ちゃんというのは無条件におかあさんを愛しているから、たとえつらい思いを受けても、あやまられると全部許してくれるのですね。

もちろん、その子がホントにそのことで傷ついていたのかどうかはわかりません。でも、退行催眠などでいまのおとなが赤ちゃんのときに親から流された感情でいっぱい傷ついている、それがトラウマになっている現実が報告されています。

赤ちゃんは、自分を受け入れているのか、自分を否定しているのか、言葉や思いのもつ波動がポジティブなのかネガティブなのかにひじょうに敏感です。そしてそれを、感覚として潜在意識のなかに正確に記憶し、全部蓄積していきます。

だからこそ、おなかの中にいるときから赤ちゃんを肯定し、すべてを受け入れていくことが、その子のその後の自己肯定感につながっていくのです。生まれたあとも、「この子はおとなしくて手がかからないから」とひとりにしておくのではなく、たとえ接する時間は短くても、「あなたのことを大切に思っているよ」という意識をいつも赤ちゃんに向けてあげてほしいと思います。

私はいま大学院で助産婦学生の教育実習を受け持っていますが、その現場から、赤ちゃんが愛情やその場の雰囲気に敏感な例をもうひとつお話ししましょう。

病室での授乳中のできごとです。赤ちゃんが泣いて泣いて、おっぱいになかなか吸いついてくれません。おかあさんのおっぱいはあふれるほど出ています。赤ちゃんにも健康上の問題はなし。そのときテレビがついていたので、「あ、この子、テレビがいやなのかも」と思いました。

「テレビがダメということではないんだけど、おっぱいをあげるときは授乳に専念されたほうがいいですね。ちょっと消してみていいですか」と聞いてみたのです。「どうぞ」というので消してみたら、テレビから出ていたジーッという音がなくなり、まもなく赤ちゃんがおっぱいに吸いつきました。

赤ちゃんはその音もさることながら、おかあさんがテレビに集中していて自分のことを考えてくれていないのがイヤだったのです。頭に気がいったまま授乳をすると、愛情ホルモンのオキシトシンが出にくいこともわかってきました。

赤ちゃんは小さいからまだ何もわからない、と思っていたら大間違い。赤ちゃんという存在は、何でも知っているのです。

「いのち」は愛おしい存在

赤ちゃんの学習能力はすごい

「いのち」が日々努力し、めざましい成長をとげていくことも、ある赤ちゃんから教えてもらいました。口唇口蓋裂《こうしんこうがいれつ》といって、上唇が裂けている赤ちゃんです。

おっぱいを吸おうとしても、唇に障害があるのでどうしても空気がもれてしまい、しっかり吸えません。ただ、飲もうとする意欲にあふれた赤ちゃんだったので、専用の乳首がついた哺乳瓶はあるのですけれど、それを使わずに昼も夜もつきっきりでようすを見てみることにしました。

毎回、赤ちゃんはおっぱいにむしゃぶりつきます。でも、ふつうならチュパチュパいう音がすぐにしなくなるのに、この赤ちゃんはずっと音がもれっぱなし。体重もどんどん減っていくし、3日過ぎたのでもう見極めないといけないし、哺乳瓶に切り替えないとむりかなあと思いはじめた矢先でした。

一瞬ですが、音がピタッと止んだのです。

おかあさんと思わず、目を見合わせました。

「いま、この子が初めてしっかり吸ってくれました!」

「1回吸えたんだから、もうちょっと試してみましょうか」

赤ちゃんは、けっしてあきらめることをしなかったのです。その結果、1回が2回になり、2回が3回になり、とうとう1週間の入院中に、おっぱいから上手に飲むことを覚えたのです。

赤ちゃんというのは、一瞬一瞬、ずーっと学習し続けていたんだ。
そのときに待つか待たないか、待てるか待てないか、ということが、子どものもっている力を引きだせるかどうかの大きな分かれ道なんだ。

微弱陣痛だから、おっぱいが出にくいから、赤ちゃんがうまく吸えないからといって、先先と医療介入したり手を出すことがどういう意味をもつのか。吉村医院で手を加えないお産に携わらせてもらったことで、病院ではわからなかったいのちの秘密がたくさん見えてきました。

薬や器具などなくても、本来、人間には完ぺきなまでのシステムがそなわっていること。たとえ不備があったとしても、それを乗り越えようとする気力や可能性が、おかあさんにも赤ちゃんにも秘められているということです。

もちろん、手を加えないで待つということは、覚悟や忍耐がいります。でも、集中して観察するからこそ、いのちの本質やいのちのエネルギーが見えてくるのです。秘められた可能性が引きだされてくるのです。

流れが見えれば、その先にすすむ勇気も湧いてきます。この赤ちゃんの場合は、「この子はすごい！」とおかあさんに感動を伝えたことで、おかあさん自身もそのことに感動しはじめました。その後の子育てに大きな力となったのではないでしょうか。

いのちが続くことの奇蹟

いのちは、いのちであるだけで完ぺきなものです。同時に、誕生したこと自体は奇蹟でもあります。日々、成長していくことも、そういう意味ではけっしてあたりまえのことではありません。

だからおっぱいを飲めること、おしっこやうんちをすること、いのちが続いてくれていることに「ありがたい」という思いを忘れないでほしいのです。「飲んでくれてありがとね」「おしっこが出てよかった」と、そのつど赤ちゃんに伝えてあげると、いのちはどんどんよい方向につながっていく気がします。

よく、母子手帳に記載された標準曲線（身長や体重の発育の上限と下限を示したもの）を見て、わが子がその枠の中に入っているかいないかで一喜一憂しているおかあさんがいますが、自然は「みんな違ってみんないい」のです。吉村先生はこれを、「自然はメチャクチャだ」「数字でいのちを見てはいけない」と表現していました。

たとえ赤ちゃんが標準の枠より下でも、おっぱいをしっかり飲めていたり、笑ってご機嫌で過ごせているようなら、データの数字より目の前の「いのちの力強さ」を信じましょう。

授乳も育児も、詰まるところ愛情というエネルギー交換です。赤ちゃんというのちに愛情を注げば注ぐほど、赤ちゃんは落ち着いてきます。そうすると、おかあさんも安心します。双方が平和でやさしい気持ちで毎日を送れるようになり、その結果、赤ちゃんもスクスク育っていくのだと思います。

いのちをいのちとして尊重する

いのちをいのちとして受け入れる尊さ、潔《いさぎよ》さを家族にプレゼントしてくれる赤ちゃんもいます。

吉村先生は、赤ちゃんに口唇口蓋裂があっても事前に伝えるということをしていませんでした。どんないのちも敬虔な思いをもって迎えてほしい。「いのちをかけて産みなさい」という吉村先生の言葉には、そんな祈りが込められていたのです。

だから、先ほどお話しした赤ちゃんが生まれたときも、おかあさんは心から赤ちゃんを受け入れ、喜びにひたっていました。そばについていたお姑さんのセリフも素敵でした。「嫁が元気だったから何もいうことはない。孫も元気に産声をあげてくれたから、それで十分」と。お嫁さんにとってこれほど救われるメッセージはなかったことでしょう。

また、指が6本ある赤ちゃんを見て、おとうさんが「この子は神さまから指を一本、多くもらってきた。だから絶対、幸せになる!」といってくれたこともありました。

家族みんなが、あるがままのいのちを尊重し、自然に迎え入れていました。吉村先生も私たち助産婦も、いつも胸がいっぱいになったものです。こんなあたたかい家族のもとで育つ赤ちゃんは、きっとやさしくて強い子に育つんだろうなあと。人としていちばん大切なことを教えられた気がしました。

赤ちゃんは、私たちが感性の扉を開けば開くほど、さまざまな「神仕組み」を見せてくれます。そして、いのちは単体で存続するのではなく、深く呼応しながら、互いのいのちをいのちたらしめているものだと気づかせてくれます。

赤ちゃんとは、何とすばらしい存在なんでしょう!

第４章

自分を解き放つ快感

――お産はまっさらな自己に還る最高のチャンス――

「あなたはどうしたい？」

自分の人生を生きるとき、いちばんの基本は「自分で考え自分で決めて自分で実行する」ことですが、このあたりまえのことがなかなかできにくくなっている現実はないでしょうか。

知らず知らずのうちに、私たちはいろんなものにがんじがらめにされています。「こんなはずではなかった」「あれもできなかった」「悲しかった」「つらかった」……。細胞に染みついたたくさんの傷を手放していけるチャンスが、じつはお産に秘められています。

自分のなかに眠る可能性を発見し、あるがままの自分を発揮できる。もう一度、赤ちゃんのような純粋無垢な自分に生まれ変わることができる。その最大の機会がお産です。

私は自然分娩にかかわるようになってから、相手を100パーセント受け入れ、よりそうことが、その人のいのちを輝かせることにつながるという確信を得ました。お産が見せてくれたいのちの秘密。それは、よりそうことでいのちが解放され愛が伝達されていくという、素敵な法則だったのです。

もっと自由に、もっと自分で

お産で「生まれ直し」

自然なお産が広がると、人類は変わる！

吉村医院にいた5年のあいだ、私のなかで日ごとに強くなっていった確信がこれでした。

病院なら「もう、帝王切開にしてください」というような状況でも、吉村の産婦さんは何もいいません。あるがままのいのちのリズムに身をゆだねています。自然に待つと「そこまで乗り越えていくか」という可能性や力強さが女の人にはそなわっていることに、感動させられっぱなしでした。

そしてすでにお話ししてきたように、生まれてくる赤ちゃんはみんなピカピカ。おかあさんも満ち足りた表情で、母子ともにすばらしく幸せそうです。

こんなお産ができる場が増えれば、人はもっと輝いて生きられるのになあ。

赤ちゃんは、愛と想いやりをスタート地点からもらって人間性豊かなおとなに育っていくでしょうし、産むほうのおかあさんは〝おおいなる力〟の洗礼を受けて本来の女性性を取り戻せる――。さらにいえば、自然なお産をめざす過程そのものが、まっさらな自分にリセットできるチャンスだということにも気づかされたのです。

お産、イコール赤ちゃんを産むことだけではない。産む側にも「生まれ直し」「生き直し」をさせてくれるという、特別なプレゼントが用意されているのがお産。そのせっかくの贈り物に気がつかないで、お産をただ「つらい」ものに感じている女性が多いのは、すごくもったいないことです。

残念ながら大多数の病院では、女の人に「苦しいお産」を強いてしまっています。苦しいお産とは不必要な医療介入があるお産はもちろんですが、たとえ医療介入はなくとも、ひとりぼっちにさせられたりマニュアルどおりにすすめられるお産のことです。

私が病院勤務をしていたころは、「あなたはどうしたい?」というのを何ひとつ聞いていたわけじゃない。そもそも、産む人がどうしたいかという発想自体がありませんでした。分娩時にからだの向きを変えたくても、「あぶないから動かないでください」といわれ、自分の思いを受けとめてもらえない流れができてしまっていて、産婦さんは「つらさ」だけが残りがちだったと思うのです。

吉村先生は、その根底が大きく違いました。

妊娠中から「あんたがいいようにやりなさい」と、何かを強要したり押しつけることはありませんでした。決まりきった枠に押し込めることはせず、心身ともに女性を解放させようとしてくれていました。

「もっと自由でいい」「もっと自分でいい」というのが吉村先生の哲学のすばらしさであり、だからこそ、産婦さんはお産で生まれ直しができたのです。

私も解き放たれる

ただし、「死ぬものは死ぬ。それがイヤならここで産んではいけない」ともいわれて、戸惑っている人もいました。先生は、いのちは〝あるがまま〟であり〝あるがままの自由〟を尊重していただけなのですが、先生特有の物言いにピンときて「生き方がめちゃくちゃ楽になった」という妊婦さんは、ごく少数派だったかも。ほとんどの人は、「よくわからない」というのが正直なところだったと思います。

吉村先生のやろうとしているお産はすばらしいけれど、先生はあくまで男性。妊婦さんたちの心のケアは、女性である助産婦の私たちの腕にかかっている。

じつは私が吉村医院にきていちばんうれしかったのは、やりたいことを何でも自由にさせてもらえたことでした。もともと、「生きるってどういうこと？」「人間の本質ってどういうもの？」ということに興味がありましたので、吉村で幸せなお産をする妊婦さんたちは私の探究心をかきたてるのに十分な存在でした。これが病院だと、何か試したくても「何かあったらだれが責任をとるの？」という話になるのですが、「あんたがやりたかったらやればいい」と、吉村先生は私を信頼してすべてまかせてくれました。もちろん、責任は先生がとるという覚悟のうえでの発言です。先生の頭のなかには、いのちがより輝くことが最優先だったのです。

手間暇はかかるけれど、一人ひとりのリズムによりそい一人ひとりに全部違う形でかかわっていこうと決めました。もっと濃《こま》やかによりそえたら、もっとその人が自由になって可能性を広げてくれるお手伝いができるはずです。

「あなたはどうしたい？」

自分で考えてもらう

まず、「あなたはどうしたいですか？」「どれがいいですか？」「何がいいですか？」というのをひたすら聞いていきました。妊娠を機にライフスタイルを見直す人は多いのですが、外から入ってくる知識に頼ったり人と比べるのではなく、自分で自分に気づいてもらい、自分がいいと思うことをやってもらうのが目的です。

そのとき心がけたのが、吉村先生の生活アドバイス「ごろごろ、ぱくぱく、びくびくしない」を補いながら話すことです。

「先生は1日2時間歩きなさいといっているけれど、今日だけがんばって2時間歩いても、明日はお休みではあんまり意味がないんですよ。いちばん大事なのは継続することですから。あなたは毎日、どれくらいだったら歩けそうですか？」

「薪割りもスクワットも競争じゃないんです。まずは自分のペースで、たとえば10回から始めてみて、次の診察にくるときまで続けてみてください。そしたら何かが変わるかも」

こんな感じで妊婦さんの反応を見てみます。まだ迷いが感じられたときは、「みんな違っていいいんですよ。じゃあ、あなただったら何をしてみたいですか？　どんなふうにからだを動かすのが好きですか？」と、その人に合わせていきます。その人ができることを自分で考えてもらう、というのをいっしょにやっていくのです。

「30分なら歩けそう」と歩いた人なら、しばらくするうちにからだが軽くなってくるのがわかります。スクワット10回で「キツ〜イ！」といっていた人が、50回やっても筋肉痛がなくなってきます。そうすると、「もうちょっと歩けそう」「あ、ここまでやっても平気」と、自分のキャパが自然に広がってくるのを感じてもらえます。

だんだんできるようになってきた自分を見て、「私って、まだまだやれる!?」というのがその人のなかで育つと強いです。自分でその気になることが、いちばん肝心なのです。「そんな小さなことで？」と思う人がいるかもしれませんが、自分で考えて自分で決めて自分で実行した成果は、思いのほか大きな自信につながります。「いままで、気がついてなかっただけなんだ」と、自分のポテンシャルをさらに高めてみたい、という気持ちが湧いてくるのではないでしょうか。

人の声に惑わされない

食べ物の悩みもドクターには話しづらいもの。

あるとき、頭のなかが、きな粉のことでいっぱいになってしまった妊婦さんがいました。まわりから、「そんなにきな粉ばかり食べてちゃダメよ」といわれて不安になったのでしょう。

「きな粉って、食べたらダメなんですか？」と、おずおずと聞かれたのです。

「ダメとかいいとかということではなくて、食べたいんでしょう？　人はみんな好みも違うし。食べていいですよ」

食べたい気持ちをまず、全面的に受けとめます。これが大切です。ホントは食べ過ぎたらいけないとか、それぱっかり食べるのはよくないことくらい、本人がいちばんよく知っています。そこにまわりの「ダメ」という声や否定的な視線が加わるので、ストレスに拍車がかかってしまうのです。

そのあと、「食べ過ぎたかなと思ったら、次は減らしていけばいいんだし。ちょっと運動量を増やして燃焼させればいいですよ」と伝えると、安心した顔つきになっていくのがわかりました。

バランスをとることを忘れず、自分がいいと思うことを選んでいく。もし違うと思ったら、そのとき考え直せばよいのです。

体重の増加も、原因を探ります。妊婦さんは基本的に、「4週で1キロ以上増えたらダメ」という言われ方をします。でも、「食べ過ぎないでもっと動いてください」と通りいっぺんのアドバイスをしても、何の意味もありません。

それより、「なぜ、これだけ増えたと思いますか?」と、本人に考えてもらいます。実家に帰ってごろごろしていたのであれば、その〝ごろごろ〟を取り除いていけばよいだけだし、「動いてたしそんなに食べてない」という人には、「何か、ストレスないですか?」とさり気なく聞いていきます。「ご主人と会話してますか?」「家族の人たちとはどうですか?」「夜、眠れてますか?」等々、いいたい思いをちゃんと周囲に伝えられているかどうかを振り返ってもらいます。

「この助産婦さん、何かわかってくれそう」と思ってもらえると、自然に心の内にあるものがこぼれてきます。「そっか、原因はこれかも」と見えてくるものが必ずあるはず。あとはそれをどう解消するか、だけです。

競争社会の生きにくさ

自分の内側にある声を聞く。中心にある感覚を信じる。人と比べない。

自分を見つけていくときにはこの三つはとても大事なことなのですが、現代人は〝あるがまま〟に生きることが苦手です。生まれたときから競争社会に生きてしまっているので、その枠をはずすのが意外と大変なのです。

「おにいちゃんを見習いなさい」「そんなことしたら、世間体が悪いでしょう?」「いい大学に入るためにはこの塾にいかなくてはね」「おかあさんはやりたくてもできなかったの。だからあなたはピアノを習いなさい」etc。

こうあるべき、ああしなさい、それはダメ、あなたのためを思って、という親の夢や価値観や世間の常識にガチガチにしばりつけられ、自分の意志とは関係なしに親の思うレールを歩かされてきた人が大半ではないでしょうか。

私が小さいころはみんながみんな大学にいく時代でもありませんでしたし、親たちも「うちの子はうちの子」と、さっぱりしていた家庭が多かったような気がするのです。人と比べることも少なく、やんちゃはやんちゃなりに「まあ、しかたない」と受け入れられていました。ところが、いまはちょっとでも枠からはみ出ると、やんちゃではすまされずに「異端児」というレッテルを貼られかねません。

どんどん囲いの中に入れられ、自由を奪われ、抑圧され比較され、芽を摘まれて自分らしく伸びられない。自分の魂が望んでいる方向にまったく進めていない。意識するしないにかかわらず、現代人の細胞には隅々までしばりや抑圧が染みついています。それが生きにくさにつながり、お産にもあらわれてきます。

だからこそ、「あなたはどうしたい？」「あなたはあなたのままでいいよ」と自分を認めてもらう作業が、一から必要になってくるのです。

こだわりを手放す

自分の〝詰まり〟を抜く

こだわりが強く完ぺき主義、というのも、自分を生きにくくしてしまうことがあります。

30代後半の高年初産婦さんで、こんなケースがありました。

食べる物は無農薬の野菜を選ぶなど、もともと〝自然に生きる〟ことを大事にしていた人なのですが、その彼女が妊娠がわかり、自然分娩しか考えられないと、遠方から数時間かけて吉村医院まで通ってきていました。

陣痛がきて入院して、子宮口も思いのほか早く全開。ふつうは高齢になると産道がかたく、子宮口が開きにくいのですが、「さすが、意識が高くてよくからだを動かしていた人は違うなあ」と感心していました。ところが、そのあと微弱陣痛になってしまったのです。2日たっても3日たっても生まれる気配がありませんでした。

内診してみると、ちょっと触れただけで赤ちゃんの頭にあたりました。もう、そこまで赤ちゃんが下りてきているんだから、薬を使っても母子にそれほどストレスはかからないはずです。ちょっとだけ促進剤を使ってちょっとだけ強い陣痛が何回かくれば、すぐに生まれるのにと思い、「促進剤を打つのはいやですか？」とたずねてみたのです。

突然、その人の顔色が変わりました。薬なんか使いたくないから、わざわざ吉村を選んできているのに、という感じでした。

これ以上、踏み込んではいけないと思い、「では、今日できることをやって自然に待ちましょうね」といい、「からだを冷やさない。からだを動かす。からだをやすめる。それと、あたたかくてエネルギーのあるものを口に入れることを一緒にしていきましょう」と話しました。

そのあとしばらくして、彼女とご主人と私の三人で、吉村医院の周辺に散歩に出かけたときのことです。

「私って〝自然〟にこだわり過ぎでしょうか？」と、彼女に聞かれました。

「どうしてそんなふうに思うんですか？」

「自然が大好きで生け花も習っているのですけれど、自分が生けると詰まって見えるんです。それがお花の先生が少し手直しすると、1本抜くとかそういうことではなく少しお花の角度を変えるだけなんですが、風がフワァ〜っと抜けるような感じでお花がイキイキしてくるんです」

微弱陣痛の3日間のあいだにいろんなことを振り返り、ガチガチのお花のことも思い出し、「すごくこだわっている自分、というものがあるのかもしれない」と気づいたのだそうです。

散歩から帰ってきてその日の夕方。「もう、ここまで待ったんだから十分。明日も生まれなければ促進剤でも使ってもらおう」と、こだわりを手放したことを話してくれました。そうしたら、夜中に自然に陣痛がついて自然に生まれたのです。

何が何でも自然に産まないといけないと力んでいるときは、からだも心もかたくなります。そのこだわりが過ぎると執着にもなります。

自分ができる限りのことをやりきったら、あとは手放していく。神さまにおまかせ、くらいのつもりでいると心が楽になり、気のめぐりも血液循環もホルモンの出もよくなって、それで陣痛がついてきた。そういうことなんだなあと教えられました。

そして、この人が微弱陣痛になってお産まで99時間もかかったのは、それまでの生き方のクセを赤ちゃんが教えてくれようとしたのかもしれない、とも。

吉村先生が「お産にはその人の生き方、生活がでる」といったことの意味を、あらためて感じさせられたお産でした。

陣痛の波でリセット

お産はビッグチャンス！

一度身につけた自分のかたい殻を破り、枠から飛びだすのは勇気のいることです。

吉村医院を選ぶくらいですから妊婦さんたちは自然志向の人が大半なのですが、でもそれは頭で考えた自然志向の場合もあります。すぐに自分を解放させられる人ばかりではありません。

薪割りをしたり仲間とワイワイおしゃべりしながらいろんなものを手放していける人もいる一方、どこか生真面目な人、依怙地《いこじ》になっている人は、なかなかすんなりとはいかないかも。詰まったお花のことを話してくれた人のように、「せっかく吉村まで来ているんだから、自然なお産をしなくては」と、自分にさらにプレッシャーをかけてしまう妊婦さんもいました。

でも、最後に大きなチャンスが待っています。お産の本番です。

私たち助産婦にとっても、いちばんやりがいのある現場です。何か月も妊婦さんの変化を観察し続けてきた、その集大成がお産です。その人がもっと輝くために手放せていないものは何だろうと考えながら、それを手放しやすい雰囲気づくりに徹していきます。

リラックスできて本能が十分発揮されて自然なお産ができるようにというのはもちろんですが、そこに〝ずっと受け入れ続けて認め続ける〟ことをプラスすることで、産婦さんにすごく素敵なダイナミックな変化が起こります。ガチガチに染みついたものがほどけて解き放たれていくのです。

宇宙のゆらぎで癒される

第2章でお話ししたように、吉村の妊婦さんはほの暗い灯かりの和室でお産をします。「お産の家」だと天井からは産綱もぶら下がっています。お風呂もあるので、お産が長引いたときなどは湯船でリラックスしてもらうこともできます。使っても使わなくても自由。私たち助産婦がつきそい、自分の好きな姿勢でお産にのぞんでもらいます。

さて、いよいよ陣痛本番。だいたい10分間隔になってきたら始まったという感じなのですが、最初は「30～40秒」ほど痛くて「残り」はリラックスだったのが、少しずつ、ひと息つける時間が短くなってきます。

その痛いときというのは、突き動かされるように声が出てきます。自分の声なんだけれど、自分の意志でどうにかなるたぐいのものではありません。昔気質の助産院や病院の助産婦さんのなかには、「そんなんじゃ産めませんよ」と叱咤《しった》激励する人もいますが、私からしたらそれも抑圧です。声を出そうが弱音を吐こうが、その人のありのままによりそい、すべてを受け入れていきます。

収縮期の声というのは、宇宙の波乗りをしているときの声です。自分を解放している、ある意味、とても気持ちのいい行為なのです。

また、いきみ方がへたくそでも、そんなことはどうでもいい。呼吸法を教えてあげて、そばでいっしょに呼吸をしていきます。そうすると、呼吸と陣痛の波が合ってくるのです。「それでいいですよ〜。上手にできていますよ。波は必ず引きますからね」と励まします。波が引いた休止期になるとβエンドルフィンがドッと出て、産婦さんから力が抜けていくのがわかります。宇宙空間のゆらぎのなかに漂っているかのような、何ともいえない気持ちよい表情が浮かんできます。

あくまでも本能的になっていくのをサポートするので、「どうですか?」などという質問はしません。左脳を使ってしまうとリラックスができないので、逆効果です。

産婦さんがお産に没頭し本能のままイキイキからだを動かし、そういう波乗りの仕方、力の抜き方をひたすら繰り返していくと、内に染みついた傷がどんどん浄化されていきます。「そんな成績じゃダメ」「あんたはどうしてそういう子なの！」という認めてもらえなかった傷がどんな人にもいっぱいあるのですが、お産という究極の体験を、だれかに無条件によりそわれ、全人格を認めてもらいながらする――。その過程で、人はマイナスの思いを手放していけるのではないでしょうか。

優等生で生きてきてしまった人のほうが、最初は声を出しにくいかもしれません。でも、だいじょうぶ。自分に自信がもてなかった人も表面をつくろわなくては生きてこれなかった人も、陣痛という大きな宇宙の波乗りをしているときは、自分の自我なんてちっぽけなものです。

しかも吉村では、声を出すことを「我慢しなさい」「はしたない」なんてブレーキかける人はだれもいません。それどころか、何をしても、「上手ですよ～」「いまの、そのまんまでいいですよ～」「あなたはあなたでいいんですよ～」と肯定し続けてもらえるのです。そうすると、本能にスイッチの入ったからだと心は、さらに快い方向に向かおうとします。

陣痛の波が引いたときの心地よさのなかで、あらゆるものがリセットされていく気がするのです。

100パーセントの受容

ありのままを受け入れる

助産婦が産婦さんに徹底的によりそい、すべてをOKにしてあげることがいかに大切なことか——。自分がいいだしたこととはいえ、実際にやってみると、おかあさんたちの表情がどんどん変化してくるのが驚きでもあり喜びでもありました。産後の精神状態もよいですし、赤ちゃんへの愛情もあふれんばかり。夜も寝ないでおっぱいをあげてくれる姿に、逆にこちらがパワーをもらったほどです。

2日かかろうが3日かかろうがずっとそばにいてもらい、励まし、ほめられ、認められ続けることは、人生そうあるものではありません。その貴重な体験、「100パーセント受け入れられた」という深い満足は、その人のその後の人生をも大きく支えていきます。無償の愛のマジックかなあと思います。

とても印象に残っている、ある妊婦さんの話をご紹介します。

髪を金髪にしている20代初めの女性が、おなかが痛いと来院しました。吉村が自然分娩の産院とは知らず、たまたま近くにあったから、ということでした。

診察の結果、妊娠していることがわかりました。世間話をするともなくしていると、「シンナーをやったことがある」「中絶もした」「親から虐待を受けていた」という話が飛びだしたので、この人は中絶してほしいというんだろうなと決めてかかっていました。

ところが、「私、産む」というのです。人を色眼鏡で見ていた自分を内心、恥ずかしく思いました。でも、産むと決めたのはよいのですが、「ごろごろ、ぱくぱく、びくびく」してばっかり。ファストフードやスナック菓子を食事代わりに食べて体重はどんどん増えるし、運動しようという気配もありません。

ああ、難産まっしぐらだなあ。この人、帝王切開にならなければいいけど……。

本能を発揮して産めないと赤ちゃんが可愛く思えないことがあるので、この人の家庭環境からして、虐待の連鎖が起こりやすいかもという不安が胸をよぎりました。ほかの助産婦たちからも、「あの人、吉村で産めるのかなあ」という声がチラホラ聞こえてきます。

もう一度、自分の胸に手を当てて考えてみました。

どんな人にも変われる可能性はあるはず。現に、たくさんのおかあさんたちがここで自然なお産をして、まっさらな自分に生まれ変わってきています。

「過去は過去。この人を否定しない。このまんまを受け入れて、信じて、できる限りサポートしよう」と腹をくくりました。

そうしたら、8か月に入ったころでしょうか。自分から「古屋で薪割りする」「ピクニックにも参加する」といってくれたのです。

ここまで待ってよかったなあと思いました。彼女が自分から輪に入っていったので、ほかの妊婦さんたちも彼女を歓迎してくれて——。

それから彼女の生まれ変わりが始まりました。どんどんからだを動かすようになり、仲間からもたくさん助けられ、結果的に自然なお産ができたのです。

私のために泣いてくれた…

彼女のお産には、新卒の助産婦がつきそいました。吉村先生は、私たち助産婦が夜も寝ないでよりそっているのを見るだけでウルウルする方ですが、看護教育ではよく、患者さんの前で「泣いてはいけない」と教えられます。

その助産婦が、自然に赤ちゃんが産まれたときに、「ほんとうによかったですね～。がんばりましたね～」と、涙を抑えられなかったと聞きました。

お産から3日ぐらいたったころでしょうか。「彼女からです」と、助産婦が手紙を見せてくれました。

『自分は虐待を受けて育ち、社会からも拒絶されてきました。だから、いままで23年間生きてきたけれど、私のために泣いてくれた人なんてひとりもいませんでした。それなのに、赤ちゃんが産まれたことをあんなに泣いて喜んでくれた人がいるということが、すごくうれしかった……』

夜中もおっぱいやらおむつ替えやらでほとんど寝ていない彼女が、そんななか一所懸命に書いてくれたのです。胸が熱くなりました。

お産のときにずっとよりそってもらえると、人は不安やつらさがやわらぎます。全部受けとめて全部認めてもらえて泣いて喜んでもらえる体験をして、彼女の深い傷やトラウマが癒されたのですね。

じつは退院後もアフターケアで電話をかけたり、地域の保健婦さんに、母子家庭の彼女のようすをそれとなく見守ってもらっていました。2年後、「夜のお仕事をしながら、とてもがんばって○○ちゃんを育てていますよ」という報告があり、心からホッとしたものです。

あのときの「100パーセントの受容」が、ちゃんといい形でつながっている。今後何かつらいことがあったとしても、あの無償の愛に包まれた幸せなお産を思いだして、乗り越えていってもらえたらなあと思います。

お産でみんなが幸せになれる

無償の愛が流れる

お産は、究極の愛を伝達していく場です。人生のいろんな局面のなかで、無償の愛がいちばんわかりやすい形で発露される現象です。

妊娠中は吉村先生のお産哲学にふれ、自分の生命力がどんどん高まるのを実感してもらう。お産の本番では、助産婦から大きな愛のエネルギーで包み込んでもらう――。この両輪でいのちの輝きが最大限に引きだされ、満たされた思いがあふれて親から子に流れるのです。「あなたはあなたのままでいいですよ」「上手ですよ」と認めてもらえたその刷り込みが、子育てにも大きく影響します。

しかもお産は、人智を超えたおおいなる力がはたらいていることを感じとれるまれなチャンスでもあります。いのちにはこんなに無限の可能性が秘められているんだということを、産婦さんはもちろん、よりそう助産婦にも家族にも気づかせてくれるのです。

あたたかい雰囲気のなかで自然にすすむお産に立ち会い、人生観が変わったという男性はたくさんいます。愛する妻がここまで乗り越えてわが子を産んでくれたという感動で、涙する人もめずらしくありません。

3人目のお子さんの出産に立ち会って以来、家庭内暴力が激減した男性もいました。子どもを目に見えて可愛がるようになり、「長男が耳の手術をしたのですが、寝ないで看病してくれました。これまでの夫からは考えられません」と、おかあさんがビックリして話してくれたこともありました。

お産は、お産を共有するみんなを幸せにしてくれる人類の一大イベントなんだなあと、つくづく感じます。

助産婦は愛のかけはし役

　ただし、そのときに私たち助産婦は、周囲にも細かい気を配る必要があります。

「痛～い」と声をあげている産婦さんを前に、ともすれば男性はオロオロしがちです。

「あんな声が出るなんて、つらいだけなんじゃないか」「妻があんなに豹変するなんて、ちょっとこわい」……。それをそのままにしておいたら、トラウマになってしまうケースがあるのです。

「声を出しているのは、すごく気持ちのいいお産になっているという証拠ですよ」「本能が発揮されて、ほんとにいいお産になりましたね」と、お産という現象の奥に秘められた真実を、家族にわかりやすく伝えていきます。お産はとってもポジティブなものなんだとプラスに受けとめてもらえるように配慮することが、その後の家族関係にもひじょうに大きな意味をもちます。

　お産にかかわるすべての人が、どれだけ喜びに満ちあふれる体験を共有できるのか。私は吉村医院で、助産婦の真の使命は〝愛のかけはし役〟だと悟りました。家族の絆を結ぶお手伝いができる、厳粛な仕事だったのです。

すばらしいのは「自然に生きる」ということ

そしてもうひとつ、わかったことがあります。自然分娩とは、けっして〝下〟から産むことだけをさすのではないと――。

吉村医院でもまれに病院に搬送され、帝王切開になる人がいます。そういう産婦さんは挫折感にうちひしがれることが多いのですが、精いっぱい自然なお産をめざした結果の帝王切開なら、それはその人にとっての「自然なお産」だと思うのです。

吉村先生も「自然に正解などない」といっています。人はそれぞれ。みんな違っていいのです。

自然な生き方のひとつの結果として自然なお産があるのであって、産道を通って生まれなかったからといって自然な生き方をしていない、ということにはなりません。

自然分娩がなぜすばらしいのかというと、「自然に生きると幸せになれる」からなのです。自然体という言葉があるように、枠もなくこだわりもなく、お仕着せの価値観にしばられることもなく、自分らしさを解き放ってのびのび生きる。それこそが、この世に生を受けた私たちの使命であり究極の喜びなのではないでしょうか。

第5章

いのちを幸せに輝かせるヒント

――魂に正直に、魂を成長させよう――

このお産で人類が変わる。人類が変わるということは、社会が変わるということ。みんなが自分らしく輝いて生きられ、お互いを認めあい尊重しあえる世の中になっていくカギが自然分娩にある……。

そのことを一刻も早く、ひとりでも多くの人に広めなくてはと、私は２００４年で吉村医院をあとにしました。以来10年、お話会で全国各地をまわっています。当初は自然分娩のすばらしさを伝えることに夢中でしたが、いまは少し、視点が変わりました。

吉村先生のいうように、人生そのものがあらわれるのがお産です。自然な生き方の先に幸せなお産がある。ということは、お産をするとかしないとか老若男女にかかわらず、自然体で生きることがどれほどいのちの可能性を引きだし、魂を成長させてくれるのか、そこに気づいて視野がグッと広がったのです。

最終章は、自然なお産から教えられた生き方のヒントです。吉村医院のお産に出会ったことで、私自身も大きく解き放たれました。あるがままに生きる心地よさを、すべてのいのちに感じてもらいたい。そして、どんな経験も味わい尽くすことで、いのちはきらめき、完全燃焼できるのではないでしょうか。

いのちのボタンをかけ違えない

お産を理解しよう

半世紀以上、お産を見続けてきた吉村先生がたどりついた境地は、「女には勝てん……」でした。「男なんかなんぼのもの。女はすばらしい」と先生が女性に畏敬の念をもっていたのは、女の人がいのちを育む性だからです。子どものいない女性は云々という意味ではなく、「人類の最高の仕事はお産である」と、お産の価値を、何よりもだれよりも認めていたからでした。

私も、お産ほど大事なものはないと信じています。いのちはあたりまえではない。おかあさんがいのちをかけて産んでくれたからこそ、いまの自分があるのです。

妊娠や出産にもっとまわりが関心をもち、理解し支えていく意識をもってほしいなあと思います。

昔は三世代同居もめずらしくなく、お産を経験した先輩女性が妊婦さんを順繰りに見守り、支えあう仕組みが自然にできていました。でも、いまは夫婦だけの核家族が増えています。気軽に話せる仲間や信頼できる相談相手が必要です。

また、「ごろごろ、ぱくぱく、びくびくしない」で「楽しんで生活する」ことがいいお産につながるといわれても、古い脳を活性化させ、本能を発揮させることの意味を夫や家族が理解してくれなければできないことです。もしお産に立ち会うのであれば、お産のとき女性がどういう心理状態になりやすいのか、ということも知ったうえでのサポートが求められるのです。

女性が「支えてくれてありがとう」、男性が「いのちを宿してくれてありがとう」「産んでくれてありがとう」と、それぞれにしかできない役割に対して感謝しあえば、あたたかいやさしいエネルギーに包まれながら、いのちを迎える環境がととのっていきます。

その延長線上に、子育てしやすい社会や、だれも仲間はずれにされない生きやすい社会が実現していくのです。

21世紀に入り、児童虐待が急増しています。厚生労働省の発表によれば、2012年現在で約7万件。1990年からの22年間で約60倍にもなり、心理的虐待の割合が多くなってきているのが特徴です。

「自分は親から見捨てられた」という心の傷は、いつかどこかで爆発したり暴走する危険性をはらんでいます。いじめや自殺や非行が増えているのは、このトラウマが大きな要因だと思います。でもなぜ、親が子どもを虐待しなくてはいけないのでしょう？

おおもとをたどっていくと、妊娠中やお産のところに何か問題があったのではというのが、昨今の心理学でいわれています。

子どもを可愛く思えないという女性に話を聞いてみると、「お産がつらかった」「夫婦がうまくいっていなかった」というケースが多くみられます。産むおかあさんが幸せでないとマイナスの感情が子どもにいきやすくなり、せっかくのピカピカのいのちに傷がつきかねないのです。

子どもはおかあさんの深い愛で満たされると、想いやりのある子に育ちます。

そのためにも、家族みんなに社会全体に、お産のことをもっともっと知ってもらいたい。人の原点に関わることです。そして、原点は手を抜いたらいけないのです。

優先すべきものは何？

女性は、妊娠したらおなかの赤ちゃんと自分のことを最優先してあげてください。

仕事をやめるべき、といっているのではありません。ただ、デスクワークは左脳ばかりを駆使するので心身が解放されにくく、本能の働きをどんどん鈍らせてしまいます。いつも頭のなかが仕事でいっぱいだと、赤ちゃんと対話する時間も少なくなってきます。

赤ちゃんはおなかの中にいるときから、自分が愛されているか、自分に意識を向けてもらえているか、エネルギーを送ってもらえているか、ずっとずっと感じ取っています。

結婚して妊娠するということは、そもそも自分が望んで選択した道です。だとしたら、やっぱり赤ちゃんを最優先するのが自然です。いのちを最優先し、そのうえでどういう働き方ができるのかを考えてほしいのです。

現代は、女性も社会に進出するのがあたりまえ、という価値観です。学校を卒業したら就職して結婚して子どもを産み、産休のあとに復職するというのが女性の人生プランのようにいわれています。でも、それもどこか、刷り込みのような気がするのです。女性のパワーを社会に生かすのは大賛成ですが、だからといって仕事の内容やスタイルをいまの男性社会のそれに合わせる必要があるでしょうか。

ホントに価値があるのは、自分がいなくてもまわっていく会社で働くことではなく、目の前の子どもの、世界でたったひとりのおかあさんとして、未来をつくっていくいのちを育てあげることです。

社会はその仕事を担う女性を、もっと尊重し敬うべきです。そして女性側も、知らず知らずのうちに枠に囲い込まれないよう、大切なものを見間違わないよう、感性のアンテナをちゃんと立てておくことが大事。

いのちのボタンは、一度かけ違えてしまうともとに戻すのが大変です。その子の生まれ方が生き方になり、生き方が死に方にもつながっていきます。最初のボタンをどうかけるのか。人生のスタートを、「あなたが生まれてくれて、ほんとによかった」と肯定されることから始めてあげてほしいし、赤ちゃんの古い脳が成熟する3歳ごろまでは、本能が響きあうスキンシップの時間をたっぷりとってあげてほしいのです。

「いま」を生きよう!

「いま」が「未来」をつくる

すべての人にお伝えしたいのが、「もっと自由になったらいい」「自分のなかにはいっぱい力がある」ということです。

私も、マニュアルだらけの病院から吉村医院に行き、心が自由に解放される心地良さを存分に味わわせてもらいました。枠の中でちぢこまるのではなく、もっと自分の好きなことと、もっと夢中になれることをやればよいのです。

先ほど、妊娠したら仕事より子どもを優先して、とお話ししましたが、なかには「子どももキャリアも両方求めてはいけないいんですか？」と疑問に感じる人がいるかもしれません。いまの日本は、いったん会社を辞めるとなかなか復帰できない現状があります。でも、もしその仕事があなた本来のお役目なら、多少のブランクがあってもきっと同じレールに戻れると思います。

では、戻れなかったら？　ほかにもっと、あなたを必要とし、あなたが輝ける仕事があるのではないでしょうか。

役職や地位への執着を手放したとき、その人がほんとうにやりたい仕事、やるべき仕事が見えてきます。神さまは、どんな人にもその人にふさわしい仕事を与えてこの世に送りだしてくれている。私はそう信じています。

みんな「先」のことばかり心配して、「いま」をないがしろにしています。大切なのは、この瞬間。「いま」を無我夢中で一所懸命に生きていく、楽しんでいく連続が「未来」をつくっていくのですから――。

自分で制限をつけない

自分が心の底では何が好きで、何をしたいのか、内なる声を聞いてみましょう。子どものときに夢中になったことや得意なものを思いだしてみるのもよいですね。

「やりたいことはわかっているんだけど、育児で中断される」と悩んでしまう人もだいじょうぶ。心からやりたいことであれば、その気持ちは消えません。いつになってもどこにいても、ほんとうに好きなことにはチャレンジしていけるのが人間です。

「たとえば、年齢制限がある場合はどうしますか？」と聞かれたことがありましたが、悩む前にぶつかってみたら？　世間というのは何か基準を設けないときりがないからそうしているだけであって、熱意や能力があれば、ほかのことはたいした要件ではありません。ピンときたら、直接会いにいって思いを伝えてみましょう。

私が実際、そういう人生を歩んできました。吉村医院の婦長になったのも、相手から招かれたのではなく、自分から押しかけたのです（笑）。また、次はどうしようかなと思っているときには、ありがたいことにお声をかけてくださる方がちゃんと出てきました。

それもこれも、私が自分のやりたいことをしっかり発信していることと、流れがうまくいかなかったときには「神さまが、そっちじゃないと教えてくれたのかも」と、さっぱり手放して、仕切り直しができているからだと思います。

みなさん、あまりにも決まりにがんじがらめにされていて、すぐにあきらめちゃう。最初からダメと決めてかかっていたのでは、何も始まりません。自分で制限をつけないで自分を信じて前に進めば、道は開けます。

お産も待てるだけ待つことで、先先と介入していたときにはわからなかった産婦さんの可能性がどんどん見えてきたように、あらゆる思い込みやしばりから解放されたとき、思いがけない力が出てくるものです。

マニュアルだらけの世の中だからこそ、ほんとうの自由を体験することに意義がある。あるがままの自分にどこまでなれるのか、それが魂の成長につながる気がしています。

まず、自分が変わること

相手は自分の写し鏡

自分らしく生きられる社会にしていくために、もうひとつ、大切なポイントがあります。自ら行動し、声をあげていくことです。

「自然分娩したいけど、吉村医院は遠くて」という人がいますが、その人の生き方がお産のありように影響するのです。施設云々の前に、「いのちをかけて産もう」という本人の意識がなければ、自分が満足できるお産はできません。妊娠中にからだと心の準備をしっかりしたうえで「私はこういうお産がしたい」という要望を、自分が通う病院に伝えていってほしいと思います。

医療介入がここまで増えた要因のひとつに、「病院で産ませてもらえば安心」というあなたまかせの感覚があります。そして、何かあったらすぐに訴訟を起こされるのが現代です。病院側としても、産婦さんの不安を減らすための「リスク回避」として、医療介入を増やすのは当然ではないでしょうか。「自然分娩に理解が少ない」と落胆したり憤慨する前に、自分ができることをやり、夫婦で十分話しあいもし、勇気をもって発信してみましょう。

吉村は産科だけでしたが、一般的には産婦人科と小児科との混合病棟の病院が多く、スタッフがお産に集中できないのが現状です。でも、希望を伝えていくなかで、妥協点が見つかれば改善してくれることもあります。

実際、少しずつではありますが、カンガルーケア（出産直後、すぐに抱っこしてもらうこと）や母子同室や和室分娩室を取り入れたり、予定日が過ぎても待ってくれるようになったり、好きな姿勢で産ませてくれる病院も増えてきています。

自分がいえたことで病院が変わったら、自信にもつながります。自分が納得できるお産により近づくので、あなたらしい幸せなお産ができると思います。

ついこのあいだも教育実習の現場で、「促進剤を打ちましょうか」と聞かれた産婦さんが「もう少し待ってください」といって、その結果、薬を使わずに自然にお産ができたことがありました。

そういう人がひとりでも増えると、世の中の流れが変わっていきます。相手が先ではなく、自分がまず行動し、変わること。相手はある意味、自分の写し鏡です。それを一つひとつ積み重ねていくことで、病院側も「こんなことも、あんなこともできるんだ」と、気づきの循環が生まれます。

相手を否定したり責めていると受け取られる物言いではなく、純粋にそのことがらについて、自分の思いをわかってもらう努力をしてみましょう。いちばん大切なのは、結果はどうあれ、「行動できた」「声を出せた」自分になれたかどうかということです。裏表のない自分で生きていけたら、ほんとうにすがすがしいと思うのです。

よりそい、見守る

ひとりぼっちはさみしい

自分がつらいとき、悲しいとき、だれかがそばによりそってくれたなら、どんなに心が慰められることか。

狭い長屋に家族6人で暮らしていたせいか、私はひとりぼっちにされるのが苦手な子どもでした。いまでも脳裏に焼きついているテレビドラマのシーンがあります。

病院で患者さんの容体が急変します。看護婦さんが飛んできて医者を呼び、「外で待っていてください」と家族を病室から出します。でも、心臓マッサージや人工呼吸などの応急措置もむなしく、患者さんは亡くなってしまう。それから家族が呼び戻され、「○時○分、ご臨終です」と医者がいうのですが、「それっておかしい!」と子ども心に感じていました。

どうして、いちばん大事なときに家族を外に出すんだろう。最期こそ、家族に見守られながら死んだほうがさみしくないのにな……。

私が看護学院や助産婦学院にすすんだのは、白衣の天使にあこがれていたことと、「いのち」への好奇心がベースにあったからです。

いのちはどんなときにどのように反応し、変化していくのか――。その答えが、吉村医院でやらせてもらった「徹底的によりそうスタイル」を通して、少しずつ見えてきました。

お産のときはもちろんですが、産後も、「授乳には必ずつきそう」「赤ちゃんが泣いたら行く」ということをしてみたところ、いのちというものはよりそわれ見守られることで成長することをつくづく感じさせられたのです。

愛はバトンタッチされる

いのちの動きは、「通し」で観察しないと見えてこないものです。

詳しくは第3章でお話しししていますが、同じ赤ちゃんにずっとよりそうことで、「赤ちゃんはさまざまなサインを出している」のがわかり、山内先生がいっていた「完全母乳育児はできる」ことも実感できました。ミルクやブドウ糖などの不自然なものを足さないで、本来の自然な形、おかあさんのそばでおっぱいだけでやれるという確信を得られたのです。

おかあさん側にも明らかな変化を感じました。よりそわれることで気持ちがどんどん落ち着いていくのです。

いくら母子同室がいいとはいえ、何の経験もないおかあさんが突然赤ちゃんとふたりっきりにされたら、心細いことに変わりはありません。授乳も1回指導してもらっただけでは、よくわからないこともあるはずです。夜中に赤ちゃんに泣かれれば眠いし、おっぱいもうまくあげられなくて、自分が泣きたくなってしまった経験をもつ人はたくさんいると思います。そんなおかあさんをケアしてあげたかったのです。

「おかあさんは寝ててもいいですよ。私たちが赤ちゃんの頭を支えて、おっぱいを吸ってもらっておきますね」といって、ヘトヘトになっているおかあさんの代行をしたこともありますし、「だいじょうぶですか？」と声をかけるだけのときもありました。

基本はあくまで見守るというスタンス。継続して顔を出すことで、おかあさんがどんなことに困っているのかも把握できるし、必要なときにはちゃんと手を差し伸べられます。何より、私たちが行くと、おかあさんたちがホッとした表情になるのがよくわかりました。

そして、「この助産婦さんがいつも気にかけてくれている。ひとりぼっちじゃない」という思いで不安が解消され、「眠たい時間を共有してくれている」という意識が「母乳育児をがんばろう」という気持ちにさせていくのでしょう。赤ちゃんの欲求のリズムに昼も夜も向きあってくれて、結果的におっぱいが出るようになっていました。

私は私で、たった1週間のあいだにおかあさんたちがたくさんのことを学習し、あふれんばかりの愛情を赤ちゃんにそそいでいる姿を見せてもらえて、それがこのうえない喜びでした。

人は、人から愛され守られているという実感があると、心が安らかになります。たとえ苦難があっても、乗り越えていこうとする強さも湧いてきます。

だれかがよりそうことでよりそわれた人が幸せになり、満たされた思いがこぼれて次の人に流れる。おかあさんなら赤ちゃんに、自然に愛はバトンタッチされるのです。

そのおかあさんをしっかり支えるのが男性の役割です。「パートナーが自分をいのちがけで守ってくれている」という感謝の思いがあれば、今度は女性が「赤ちゃんをいのちがけで守ろう」となります。

愛が循環すれば、助けあいや支えあいのある世の中になり、困難な問題も解決していける。そう思いませんか。

味わないと「もったいない！」

いのちの変化を体験する醍醐味

現代人は早急に結果を求める人が多いようですが、大切なのは結果より、そこに向かうまでのプロセスです。

お産も早々と医療介入されてしまうと、いのちがもっている力がほとんどわからないまま、「薬を使ってよかったね〜」で終わってしまいがちです。女性のＤＮＡには「赤ちゃんを自然に産み、自然に育てる」という能力が秘められているのに、それをすっ飛ばしてしまうのはどうでしょう？

最近、日本でも無痛分娩を選ぶ人が増えてきました。選択はその人の自由です。だけれども、人のなかには神さまがくれた完ぺきなまでの「自然性」がそなわっている。陣痛も、その自然のメカニズムが必要があって起こしているものです。

「痛みをとる」という短絡的な方法でいのちを生みだすのは、「いけない」のではなくて、生き物としてじつに「もったいない」ことです。

お産という現象に、どれだけいろんなものが織り込まれているのか。それを感じ取り、自分を解き放ち、最後は宇宙のおおいなる力に身をゆだねる体験は、そうそうできるものではありません。宇宙のサポートのもとにすすむ自然なお産と無痛分娩とでは、喜びや快感の幅がまったく違ってきます。女性にだけ与えられた貴重なチャンスを、ぜひ味わい尽くしてほしいのです。

子どもを育てるということも、ドラマチックな体験です。子どもは日々、成長していきます。そのいのちの変化を連続して見られるのは、親ならではの醍醐味です。たくさんのことに気づかせてもくれます。「子育てって大変」とグチをこぼしているのはもったいない。そういう意味では、働く場を外にしか求めない風潮ももったいないことです。

完全燃焼させて生きる

人生には、いろんなことが起こります。うれしいこと、楽しいことばかりではありません。でも、一見マイナスに思えることもしっかり受けとめて味わうことで、人生はより豊かになっていく気がします。

たとえば、会社が倒産したりリストラされたとしたら――。昔から「ピンチはチャンス」といわれます。自分がほんとうにしたいことを見つめ直す、いい機会では？　病気もある意味、人のあたたかさに触れたり自分の生き方を問い直すきっかけです。試練をたんに否定したり悲観するのではなく、「これは、味わうためにやってきたんだ」と受けとめられたら、人生観が大きく変わります。

逃げるのか、乗り越えるのか。大切なのは、自分のいのちをどう燃やして生きるかです。問題を避けて不完全燃焼のまま生きるのではなく、つらいことも悲しいこともすべて味わい尽くして燃やし尽くせば、いのちは完全燃焼できます。それが、人としてのやさしさになり強さになり、想いやりにもなっていくでしょう。

思うようなお産ができずに帝王切開になってしまったという人も、その苦しみと向きあうことで気づいたことがあるはずです。やってしまったこと、なってしまったことを悔やむのではなく、次にどう生かすことができるのかを考えればよいのではないでしょうか。


吉村先生は私によく、「危険がいいんだ」といっていました。

生と死が一枚のコインの裏表のように、危険と安全も隣りあわせです。安全の枠の中だけにいると危険を察知することができない。いまの社会は危険を遠ざけているだけ。そういうことを先生はいっていたのかなあと思います。

また、「矛盾がいいんだ」というのも口ぐせでした。

人の気持ちは日々、コロコロ変わる。今日はこう思うけれど、明日は違うかもしれない。常識にとらわれることなく、いまこの瞬間を自分が自由に、自分のいいように生きればいい。そんなメッセージではないかと解釈しています。


現代社会の価値観やスタンダードは、必ずしも真理とは限りません。何が絶対正しいのかなんてだれにも決められないし、そもそも人間が頭で考えることには限界があります。

私も、吉村医院でいのちのきらめきを目の当たりにし、いのちの無限の可能性に目を見開かされて、それまで「仕事ができる」と思っていた自分がすごくちっぽけな存在だったことに気づかされました。人智を超えた力を前にすると、人は謙虚に素直になれるものです。肩の力が抜けて、思い込みから抜けだすこともできます。

自然体で、いまこの瞬間を味わい尽くす。生まれてきた意味や生きることの醍醐味は、そこにあるはずです。

融合と調和の時代へ

違うものが融合すると可能性が広がる

何事も、「否定」ではなく「調和」の方向にもっていけたらいいですね。

いまという時代はある意味、極端に走り過ぎています。二極化も進んでいます。でも、どちらか一方を排除するやり方ではなく、違うもの同士のよいところを融合させ、新しいものにつくりかえていけばよいのです。

私は、医療介入のお産と自然分娩のお産という、まったく逆のお産を両方見てきました。だからこそ、これからの時代に提案できることがあります。

自然なお産はすばらしい。そして、吉村先生はたしかに〝お産の神さま〟のような人でしたが、どのお産も100パーセント自然分娩になるわけではありません。もしものときに、緊急搬送を受け入れてくれた病院のサポートがあったからこそ、先生はあそこまで「自然」を追求できたのだと思うのです。私自身も当時のお産医療の最先端を体験してきていたので、ホントに医療介入が必要な場合は先生にしっかり伝えることができました。

吉村先生は、「自分がドクターだ」とふんぞりかえる方ではありません。だれが上とかえらいとかではなく、医者も助産婦も助けあい、産む人と赤ちゃんがより輝けるお産をめざしていました。スタッフが先生に全幅の信頼をおき、先生もスタッフを頼りにしてくれている。そういう雰囲気のなかで、互いの経験を生かし感性のアンテナを最大限に立てながら、可能な限りお産を見守っていたのです。みんなの気持ちがひとつになり、エネルギー的な調和がとれていたからこそ、できたことだと思います。

自然に産む、イコールほったらかしでいい、ということではないのです。自然というのは限りなくやさしいし懐《ふところ》も深いのですけれど、厳しい側面もあります。機器や薬に頼らないぶん、ずっとそばで見守ることが前提ですし、万一にそなえて医療の力も借りられる体制をととのえておく必要があります。

「自然」と「知恵」と「知識」が調和することで、いのちの可能性は、もっともっと広がるのではないでしょうか。

宇宙はバランスで成り立っている

私には夢があります。たくさんのスペシャリストと手を携えて、いのちが循環するのを見守る施設をつくりたいのです。そのときにチームを組む医師は、男性がいいなあと思っています。

本書では、私の仕事を「助産婦」と表記してきました。いまは正式な呼称は「助産師」です。でも、男女平等だから「助産婦→助産師」になるというのは、しっくりこないのです。助産はやはり、女性の仕事では？

危険なとき、とっさのときにグッと集約できる力、いのちを押し出してくれる「強さ」は男性に多くそなわっています。いのちを受け入れ、よりそう「やさしさ」は女性のほうがすぐれています。その「強さ」が医師には求められるし、「やさしさ」は助産婦でないと発揮できないと思うのです。

自然は正直です。性器の形が凸凹なのを見ても、双方のエネルギーがうまく合わさるようにできていることを教えてくれます。

宇宙はすべて、「陰」と「陽」のエネルギーで成り立っています。男性と女性という違う性が存在することは、自然の法則です。宇宙的視点から見たら、そこがピタッと結ばれないと調和の方向にいけません。

それぞれの性を大事にし、それぞれの特性が発揮される仕事をすればいいのではないかなあ。男女平等が形だけの平等に成り下がり、かえって生きにくい人たちをつくりだしてしまっている気がします。

頭で男女平等をとらえるのではなく、男性も女性も互いを尊重し、認めあう。そこにあたたかい未来の形が見えてくると思うのです。

自分から愛そう！

数年前のことです。ダライラマ法王の法話を聞く機会をいただきました。

「いのちには、どこが始まりでどこが終わりというのはない」

その言葉がずっと、耳に残っていました。

人は、誕生時にどんな感情を刷り込んでもらえるかで人生が大きく左右される。悲しいこともつらいことも起こるのが人生です。そのとき、大きな愛のエネルギーに包まれる体験からスタートしていれば、その潜在意識に戻って自分を癒すことができるはず。出産を愛に満ちたものに変えていくことがいちばん大事だと思っていました。

でも、ダライラマ法王のいわれるように、いのちは循環しています。円の形には、最初も最後もありません。

生まれ方が大事なことに変わりはないけれど、お産がうまくいかなかったからといってダメなわけじゃない。人は、気づいた時点でいくらでもやり直しができるのかも……。

産む人も自然なお産で「生まれ直し」ができるのだし、いのちはどこからでもやり直せるのだと視野が広がりました。

人の深層心理には、「してもらったこと」「されたこと」が蓄積しています。マイナスの感情が多く潜んでいる人は、どうすればそれを断ち切り、自分を癒していけるのか。また、プラスの連鎖に変えていけるのか。

まずは自分によりそい、自分を解き放ってあげること。いままでお伝えしてきたことすべてを、じっくり味わってみてください。そして最後に、お産とおっぱいのところでもふれた幸せホルモン、オキシトシンの話をしたいと思います。

ここ10年で、オキシトシンが産婦さんだけでなく、老若男女すべてに分泌されることがわかってきました。だれかを愛したり信頼したり、愛おしいと思って抱きしめたり、楽しいと感じるときに、オキシトシンが出るというのです。オキシトシンはもうひとつの幸せホルモン、セロトニンを活性化してくれるおまけもあります。

心が癒され、幸せな気分にさせてくれるオキシトシンは、自分の思い方や行動しだいで増やしていけるのです。

「自分は親から愛してもらえなかった」「何もしてもらえなかった」と嘆いていても、事態は何も好転しません。だれかのせいにするのではなく、自分が周囲のだれかによりそい、愛を送ってあげること。そうすれば、ちゃんと自分に愛が還ってくるのです。

こんなにもすばらしい仕組みが人にはプレセントされていたことに、いのちの不思議さを思います。気づいた人から、気づいた時点から、何度でもやり直しができる。自分のいのちの輝きを、愛の連鎖で次のいのちの輝きにつなげていきましょう!

おわりに
——愛と感謝の連鎖ができる人に

幸せって、生まれてきた意味って何？

「自然なお産」に目を向けるとそれがおのずと見えてくることをみなさんにお伝えしたくて書きあげた本書ですが、ほかならぬ私自身が「自然なお産」と出会えたことで、解き放たれ、癒され、成長できたんだなあと感じています。

最後に、白状することがあります。母に対する長年の葛藤です。

親子関係が悪かったというわけではありません。貧血がひどかった私を気遣い、食事を工夫したりお祈りにもいってくれたりしていました。でもなぜか、「私のこと、あんまり好きじゃないんだろうな」と感じる自分がいたのです。

私は四人きょうだいの末っ子なのですが、しかられるのはいつも私だけ。生まれたときのことをたずねても、「どうだったかねえ」とあやふやな答えしか返ってきませんでした。自分のルーツに関わることが、どこかはっきりしない。心の奥で、ずっとそれが消化できずにいました。

ところが吉村医院で自然なお産を見ているうちに、潜在意識の底からある記憶がよみがえってきました。私は助産院で生まれたのですけれど、その助産院が用意してくれた真っ白なシーツの上に、ピカピカの光の玉で生まれてきた自分を思い出したのです。映像までが鮮やかにイメージできて――。

「ああ、私もこんなふうに輝いて、この世でのスタートを迎えたんだ」と胸がいっぱいになりました。母は母なりに私を愛してくれていたのかもしれない。ただ、ひとりだけやんちゃだった私と母に怒られるようなことをしなかった上の三人とでは、対応の仕方が違ったということなのかも――。

産んでもらっただけで十分だし、育ててもらっただけで感謝。その気持ちが年々、強くなってきています。

いま、母はホームに入っています。記憶力がおとろえてボーッとしていることが多くなり、ほんとうのところを確認することはもうできません。先日訪ねたおり、やせてひとまわり小さくなった母を見て、心から愛おしい気持ちが湧きあがり涙があふれてきました。

ここ10年、講演会などでたくさんのおかあさんとお話しする機会があるのですが、親子間のトラウマをひきずっている人が多いのに驚かされます。もしかしたら、いつの時代もそうなのかもしれませんね。

親に何か「してもらいたかった」気持ちは未消化のまま残りがちですし、「してもらったこと」はあたりまえのように消化吸収して忘れているものです。もちろん、ほんとうにつらい思いを抱えている人もいるだろうし、自分の勘違いや思い込みが傷になっているケースもあるでしょう。

どちらにせよ、この世に生を受けた私たちがとるべき道はひとつです。いのちがけでいのちをくれた親に感謝し、親をゆるし、わだかまりを手放すこと。それができて初めて、子どもというのは次のステップに進めるのだと思うのです。

人を自分の固定観念や先入観で決めつけない見方ができるようになったのも、「自然なお産」がくれた素敵な気づきでした。
「ちょっと苦手」「非常識なんじゃない？」と感じさせられることがあっても、「この人のいのちも、はじめはピカピカの光の玉だった」と思えば、相手を否定しない方向で向きあえることがわかったのです。

光の玉が曇らされてしまったのは、何かつらいこと、傷つくことがあったから。「なぜ、あなたはそうなの？」と責めるのではなく、どうしたら曇りの原因となったものを引きだして解放させてあげられるのか、相手の心の内によりそい、じっくりひも解くプロセスに意識を向けられるようになりました。

そして、「過去」をとがめたり「将来」を憂えるのではなく、「いま」をどう輝かせるのかが肝心という視点も、吉村の妊婦さんたちから教えられました。第4章で、髪を金髪に染めていた妊婦さんを色眼鏡で見ていたことはお話ししましたが、17歳で妊娠した女性をサポートしたときも、最初のうちは、「何で17歳で？」「その若さで子どもを育てられるの？」と、心配ばかりが先に立つ私がいました。それが出産後、ニコニコしながらおっぱいをあげている彼女の輝きを見て、目からウロコが落ちました。「17歳だからどうこうじゃなくて、いまこの瞬間がこの人にとってすべてなんだ」、「未来につながる〝いま〟を精いっぱい生きている彼女の、その〝いま〟を応援すればいいだけなんだ」と——。
世間の常識や価値観にはしばられていないつもりでしたが、無意識のうちに刷り込まれていたものがたくさんあった自分を反省すると同時に、その刷り込みが霧が晴れるように消えていきました。人を「いのちの輝き」として見られるようになったことで、自分の視野がのびやかに広がったのです。

繰り返しになりますが、人は、自分が受け取った感情を、無意識のうちに連鎖させてしまう傾向があります。同時に、マイナスをバネにして乗り越えていくことができる生き物でもあります。

もしもマイナスの感情を流されてつらい思いをしている人がいたら、それをそのまま次に流すのではなく、手放したほうが楽に幸せになれることを知ってくださいね。

地球規模で転換期を迎えている現代に生まれた私たちのお役目は、意識的にマイナスの連鎖を断ち切ることです。そして、一人ひとりが足元から愛を循環させ、愛をバトンタッチしていけば、それが大きな渦となって社会も幸せになっていくはず。

助産婦になりいのちの秘密に気づかされた私の次なる目標は、いのちの循環を自然の仕組みにそったものにできる「場づくり」です。そこにはお産の家があり、看取りの家があり、森の幼稚園や学校やオーガニックカフェがある。食べるものだけでなく、着るものも住まう場所も、自然とともに生きていきたいという仲間がみんなで手をつないで、自然の循環の場をつくれたらとイメージしています。

「生まれ方」が「生き方」になり、「死に方」につながる。すべてはひとつの環で結ばれていて、「死」によりそうことで「生」が輝くことを自然に感じ取ってもらえるような場です。

夢はかなうと信じて、私も自分の足元から小さな愛を送り続けていきたいと思います。

「いのちの秘密」に気づかせてくれた妊婦さんとその赤ちゃん、生きることの意味に導いてくださった吉村正先生、そして、どんなときも100パーセント以上の受容と無償の愛で私を包み込んでくれた夫の岡野廣美に、心からの感謝を込めて。

助産婦・岡野眞規代

●著者プロフィール

岡野 眞規代（おかの まきよ）

大阪市立助産婦学院卒。公立病院に14年間勤務ののち民間病院の婦長を経て、1999年から愛知県にある吉村医院「お産の家」婦長を5年間務める。その後、全国各地で「いのちの無限の可能性」をテーマにお話し会を開催。「生まれる、生きる、死ぬ」という人の営みが自然に循環する場づくりを模索するなかで、2014年、鳥取県智頭町とご縁ができる。2020年同町に一般社団法人助産院いのちねを立ち上げ、代表理事を務める。

それぞれの役割を活かした「生まれる 生きる 死ぬ＝ゆりかごから墓場まで」の生命の循環をめざして、できるだけ自然の仕組みに沿った暮らしのコミュニティ作りに取り組んでいる。

著書に『メグリクルいのちの輝かせ方』（一般社団法人助産院いのちね刊）がある。

ピカピカの赤ちゃんが教えてくれた
メクルメクいのちの秘密

2014年6月30日　初版発行
2025年9月1日　4刷発行

著　者　岡　野　眞　規　代

発行者　植　松　明　子
発行所　株式会社　地《ち》　湧《ゆう》　社
東京都台東区谷中7-5-16-11（〒110-0001）
電話：03-5842-1262　Fax：03-5842-1263
URL：https://jiyusha.co.jp/
編集者　橋本京子
組　版　GALLAP
装　幀　大野リサ
印　刷　中央精版印刷株式会社

万一乱丁または落丁の場合は、お手数ですが小社までお送りください。
送料小社負担にて、お取り替えいたします。
ISBN978-4-88503-232-5 C0047

いのちのために、いのちをかけよ

吉村正著

産科医として約五〇年にわたって自然出産を見つづけてきた著者が、現代の医学や経済の根本的な問題点を指摘し、感性的認識を取り戻して自然に生きることの大切さを、ユーモアをまじえて説く。

四六判上製

母乳哺育のすすめ

新装改訂版

小林美智子著

授乳は、単なる栄養補給ではない。母子が直につながる母乳哺育は、目に見えない大切なことを育んでいる。五人の子どもを自ら母乳で育てた小児科医が、誰にでもできる母乳哺育の秘訣を語る。

四六判並製

わらのごはん

船越康弘・船越かおり著

自然食料理で人気の民宿「わら」の玄米穀菜食を中心とした「重ね煮」レシピ集。オールカラーの美しい写真とわかりやすい作り方に心温まるメッセージを添えて、真に豊かな食のあり方を提案する。

B 5判並製

野菜の蒸し煮・重ね煮で作る毎日のおかず

三方よしのシンプル調理

山崎雅子著

少しの水と塩で野菜のうまみを引き出す蒸し煮・重ね煮。保存がきくので「おかずの素」として和え物・汁物・煮物・炒め物などに大活躍。野菜ごとに調理のコツとアレンジレシピをカラーで紹介する。

A5判並製

親子で楽しむ手づくりおもちゃ

シユタイナー幼稚園の教材集より

フライヤ・ヤフケ著／高橋弘子訳

シユタイナー教育の実践経験に基づいたテキストの邦訳版。幼稚園期の子どもに大切なおもちゃとは何か。布やひも、羊毛、木や砂などの天然素材を用いた人形や衣装、積み木などの作り方を解説。

A5変型上製